Anne Derré et John Derré ont été formés à l'École de Naturopathie Dargère Univers.

Anne Derré est coach bien-être pour la femme. Elle accompagne les femmes pour leur permettre de préserver ou restaurer leur équilibre au féminin (remise en forme, cycle féminin, fertilité, naissance, famille, ménopause…). Concernant la naissance, elle accompagne les femmes et les couples de la préconception à la période postnatale pour leur permettre de se préparer au mieux à la naissance de leur enfant, choisir les conditions de cette naissance en pleine conscience et commencer leur nouvelle vie de famille remplie de vitalité et de joie.

John Derré, infirmier et naturopathe, après avoir donné des cours à l'école Dargère Univers, a décidé de se recentrer sur lui-même et sur sa famille. Il donne des conférences sur la naturopathie et avec Anne sur tout ce qui touche à la naissance.

www.vitalaji.com

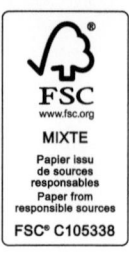

Copyright © ANNE DERRÉ; JOHN DERRÉ, 2022
Édition : BoD – Books on Demand,
info@bod.fr
Impression : BoD – Books on Demand, In de
Tarpen 42, Norderstedt (Allemagne)
Impression à la demande
ISBN : 978-2-3224-3856-3
Dépôt légal : Septembre 2022

LA PUISSANCE DE LA NAISSANCE ENTRE NOS MAINS

John et Anne
DERRÉ

LA PUISSANCE DE LA NAISSANCE ENTRE NOS MAINS

À tous les enfants de la terre,
et plus particulièrement à Victor et à Louis.

INTRODUCTION

Après la naissance de notre deuxième fils par voie naturelle et à domicile, il nous a souvent été demandé, à mon compagnon et à moi-même, de raconter cette fameuse nuit. Nous lisions dans les yeux des couples de l'admiration, de l'envie. Parfois aussi, leurs regards se teintaient de regret et de nostalgie. Combien de fois avons-nous entendu : «Ah! Si c'était à refaire...» Beaucoup auraient aimé pouvoir accueillir leur enfant dans des conditions similaires. Pour beaucoup, cette naissance semble exceptionnelle, rarissime et surtout inaccessible. C'est pourquoi nous avons décidé de prendre la plume pour raconter l'histoire de cette naissance. Il s'agit d'un témoignage ; il s'agit de notre histoire. Elle n'est pas reproductible telle quelle, mais elle délivre un message : C'EST POSSIBLE! Oui, un accouchement naturel par voie basse à domicile, même après une césarienne, est possible. MAIS, il demande une longue préparation qui commence déjà en PRÉCONCEPTION. Ce livre ne vous donnera pas un protocole clé en main pour un accouchement naturel à domicile ; cela n'existe pas. Chaque être humain est différent et chaque naissance est donc différente ; c'est bien ce qui rend l'aventure de la vie si belle. C'est pourquoi ce livre est également jalonné d'autres témoignages d'accouchements naturels, parce qu'il a autant de naissances que d'individus sur terre. Ce livre n'est donc qu'un témoignage – ou plutôt des témoignages – qui vous permettra, nous l'espérons, d'ouvrir votre champ de conscience vers d'autres possibles, vers des accouchements naturels qui redeviendront, un jour, une généralité. Faisons à nouveau confiance à Dame Nature !

INTRODUCTION

Pourquoi ce livre ? Cette question, je me la suis souvent posée, sans pour autant pouvoir y apporter une réponse claire. Bien sûr, nombre de proches et de participants, à la naissance de Louis, nous poussaient à écrire. Il nous aura fallu deux ans pour nous décider à nous lancer. Raconter une part de sa vie n'est pas chose aisée, mais raconter la naissance de ses enfants l'est encore moins. D'un premier enfant né par césarienne, avec confiance dans le système allopathique (car j'étais moi-même infirmier à l'époque), à un deuxième enfant né à la maison, de la façon la plus naturelle possible, dans une atmosphère de confiance absolue dans la vie (car je suis devenu naturopathe entre-temps) : Que de chemin parcouru ! C'est ce bout de chemin, qu'Anne et moi-même, chacun à notre manière et selon son vécu, allons essayer de vous faire partager.

CHAPITRE 1

LA NAISSANCE DE VICTOR, NOTRE PREMIER ENFANT

Il fait nuit noire. Un cri strident perce soudain le silence. Le cri d'un enfant, d'un bébé. Il s'agit de mon fils. Il crie parce que la faim le tiraille. Il crie parce que le contact physique avec sa maman lui manque terriblement. Il réclame ma chaleur, mon odeur, le battement de mon cœur, le soulèvement de ma poitrine sous l'effet de ma respiration. Tout ce qui lui rappelle sa vie intra-utérine. Seulement voilà, je suis allongée dans un lit d'hôpital et je peux difficilement bouger. La douleur au niveau de mon bas-ventre me pince. Victor est né ce matin même à 9 h 30, par césarienne. Nous sommes le 28 septembre 2005. Il est là, juste à côté de moi, dans son petit berceau en Plexiglas. Je ne peux me lever pour le prendre. La douleur est trop vive. Ma main se dirige donc vers la sonnette pour appeler une infirmière. J'appuie. J'attends. Victor pleure toujours. Rien ne se passe. J'appuie encore. Toujours rien. J'appuie avec plus d'insistance. Rien n'y fait. Je décide alors de me glisser sur le côté du lit et de tendre mon bras gauche le plus loin possible pour attraper Victor et son berceau. Je fais glisser ce dernier au bord de mon lit. Et là, j'attrape fermement mon enfant par son pyjama grenouillère pour le mettre au sein. Les cris cessent. La douce musique du lait maternel coulant dans la gorge de mon enfant remplit à présent la pièce. Quel soulagement !

Comme je l'ai déjà dit, Victor est né le matin même par césarienne. Je m'y vois encore. J'arrive en salle d'opération dans ma blouse bleu ciel. Une infirmière me demande de m'installer sur la table d'opération en attendant l'anesthésiste. J'ai froid. J'ai peur. Est-ce le froid qui me fait trembler autant ? Ou est-ce la peur qui me donne si froid ? Il y a beaucoup de monde autour de moi, beaucoup de bruit. Beaucoup trop. Les bruits métalliques, les voix, les lumières aveuglantes. Les portes de la salle qui ne cessent de s'ouvrir et se fermer. Tout me fait peur. L'équipe cherche à me rassurer, mais rien n'est rassurant. Voici l'anesthésiste. Pas un bonjour de sa part. Un simple regard fuyant auquel on ne peut pas se raccrocher. Au contraire, c'est le genre de regard qui vous emmène loin en pleine mer à la dérive. Le naufrage. Monsieur l'anesthésiste pratique donc une rachianesthésie dans mon dos, au bas de la colonne vertébrale. Après tout, un regard qui n'en est pas un de la part de quelqu'un qui vous assène un coup de piqûre dans le dos c'est peut-être normal ? Je commence à sentir les effets de l'anesthésie. L'équipe médicale m'aide à m'allonger. Le champ opératoire est installé. Les va-et-vient continuent entre le bloc opératoire et le reste de l'hôpital.

Derrière cette porte, mon compagnon m'attend, ou plutôt, nous attend. Comme j'aurais aimé que John soit là à mes côtés ! Nous avions demandé à l'équipe médicale cette possibilité, expliquant même que mon compagnon était infirmier et qu'il était donc familier des salles d'opération. Mais non ! La réponse a été catégorique. Il était écrit que Victor et moi devions vivre cette épreuve tous les deux.

L'obstétricien arrive. Il me salue. Il est aussi sympathique et doux que d'habitude ; mais un peu plus sérieux et solennel. Il me rassure et démarre l'opération. Je sens qu'il m'ouvre le ventre ; j'ai conscience de ce qui se passe, mais je ne ressens rien. Pas de douleur, pas d'élancement, même pas de picotement. Je sais pourtant qu'il est en train d'extraire mon enfant de mon ventre. Cela me rappelle le jour où le dentiste m'avait extrait mes dents de sagesse. Les sensations étaient les mêmes. Mais là, ce n'est pas une dent que l'on va me montrer dans quelques minutes. C'est un petit être vivant ; un bébé, mon bébé. Celui que j'ai porté pendant huit mois et demi. C'est difficile de se dire qu'il est en train de subir le même sort qu'une simple dent. La médecine est en train de l'extraire comme on extrait un élément indésirable. La situation sonne vraiment faux dans ma tête. Je ressens un profond malaise.

Je me rappelle le jour où l'obstétricien m'avait annoncé que je ne pourrais accoucher naturellement. « Votre enfant se présente par le siège, et à l'âge de huit mois il a déjà la tête d'un enfant qui est à terme et votre bassin est trop étroit. Nous refusons de prendre le moindre risque et nous vous conseillons fortement une césarienne. » Je me rappelle le seul mot qui résonnait en cet instant dans ma tête : NON ! NON, NON, NON ; ce n'est pas possible ! Je me refusais à cette éventualité. À aucun moment je n'avais envisagé une pareille chose. Quelle déception ! S'entendre dire que l'on n'est pas capable de mettre son enfant au monde est très difficile. Je me souviens d'avoir beaucoup pleuré. Puis je me suis résignée ; la mort dans l'âme. Même John, mon compagnon, était de l'avis des médecins. Étant infirmier et donc d'obédience allopathique, quoi de plus normal. J'ai fait confiance à la médecine. Pourtant ce NON scandé si fort dans ma tête me revient en cet instant. Tout mon corps est crispé, raidi dans cette négation. Toutes mes cellules crient NON à cette anormalité. Mais j'entends déjà l'obstétricien me dire : « Vous l'entendez, Madame Poignard ? Voilà Victor ! ». J'entends effectivement un cri ; le cri d'un bébé. Mais ce cri me paraît si lointain, presque irréel. Une infirmière s'approche de moi. Elle tient un bébé dans les bras. Elle me le présente : « Voici, Victor ! »

En cet instant, je n'ai vu qu'une chose : deux grands yeux noirs terrifiés qui cherchent à se raccrocher à moi coûte que coûte. Je me souviendrai toute ma vie de l'intensité de ce regard. Notre premier regard sur le monde devrait être rempli d'émerveillement. Il est le ferment d'une confiance en la vie inébranlable. Mais le regard de Victor exprimait la terreur. J'ose à peine parler à ce petit être. Tout me semble tellement irréel. Je lui murmure un timide bonjour. Mais l'infirmière l'emporte déjà pour ses premiers soins.

Tout est tellement rapide. Tout m'échappe. Je comprends en cet instant que d'avoir fait confiance à la médecine, c'était surtout accepter de me déresponsabiliser, accepter de me fuir, et accepter de ne plus avoir aucun contrôle sur les événements. Victor et moi étions aux mains des allopathes et de leur sacro-sainte science. L'obstétricien est déjà en train de me refermer le ventre.

Une chose me rassure en cet instant. John et moi-même avions discuté des premiers soins de Victor et de ce que nous voulions. Je savais donc que mon compagnon ne quitterait pas son fils une seule seconde pendant qu'il était séparé de moi. Je savais aussi qu'il m'attendrait pour donner le premier bain à notre bébé.

Voilà qu'on m'emporte en salle de réveil. J'émets le souhait d'avoir mon fils auprès de moi. L'infirmière m'explique que les bébés ne sont pas autorisés en salle de réveil, mais qu'elle va se renseigner. Nous avons droit à un beau cadeau, ce jour, car elle me ramène Victor dans son caisson en verre après une heure de séparation. Je passe ma main à travers l'ouverture du caisson pour toucher mon fils. Cela me fait tout drôle de le voir au travers de cette vitre. On dirait un plongeur qui vient de faire une remontée à la surface trop violente et qui passe le laps de temps nécessaire dans son caisson hyperbare pour se réhabituer à notre monde. Une naissance violente semble réellement fragiliser notre confiance dans la vie et nos capacités d'adaptation. Je souhaite accompagner mon fils dès aujourd'hui de mon mieux pour qu'il retrouve toute sa confiance dans la vie et toute son autonomie. Ce caisson symbolise bien ce que je ressens pour lui en cet instant. Je le sens loin, trop loin. Il est pour moi un étranger.

L'infirmière me demande si je veux le prendre avec moi. Oui ! Oh, oui ! Sortez-le de cette prison de verre que je puisse le prendre dans mes bras, là où il a normalement sa place. Instantanément, Victor arrête de pleurer. Il est à nouveau serein. Ce moment de peau à peau est tout simplement divin. L'infirmière me propose de m'aider pour mettre mon fils au sein. Victor attrape un téton, mais ne tète pas vraiment. L'infirmière est désolée de ne pouvoir m'aider davantage, car elle n'a eu aucune formation sur l'allaitement. Moi, de mon côté, Victor étant mon premier enfant, je ne sais pas trop comment m'y prendre. Je me sens démunie et frustrée. Dès le début de ma grossesse, j'avais mis un point d'honneur à pouvoir nourrir mon fils de mon lait maternel. Quelque chose me poussait avec rage à allaiter mon fils. L'explication de cette volonté si farouche viendra plus tard. C'est l'heure, pour moi et Victor, de quitter la salle de réveil pour intégrer une chambre de la maternité. Nous retrouvons enfin John. Nous sommes contents d'être tous les trois réunis ; même s'il y a du monde autour de nous et qu'un peu plus d'intimité nous aurait beaucoup plu. À partir de ce moment, je ne me souviens plus très bien de la suite des événements de la journée. C'est peut-être dû aux conséquences de l'opération que nous venons de subir Victor et moi. Sur le plan physique, mon corps dépense à présent son énergie à rétablir l'équilibre. De plus, les produits anesthésiants qui coulent dans mes veines ne sont pas sans conséquence.

Sur le plan émotionnel, l'opération a été un grand stress. Elle a suscité beaucoup de peurs. Et sur le plan mental, enfin, mon cortex est peut-être en train de faire écran pour me permettre de maintenir un certain équilibre psychique. Le premier souvenir net qui me revient est celui déjà évoqué plus haut ; celui de la nuit suivante. Le fait d'avoir agrippé Victor par son pyjama pour le mettre au sein.

Les jours suivants à la maternité ont tous été à peu près les mêmes. J'ai passé beaucoup de temps allongé à me remettre de cette opération. Victor est resté pratiquement tout le temps avec moi. Je ne m'en séparais que le temps de prendre une douche.

Toutefois, je l'ai laissé une nuit pendant trois heures à la pouponnière, car j'étais vraiment trop fatiguée. Je l'ai pris dans mes bras le plus possible. Il dormait même par moments dans mon lit. Je ne pouvais lui donner son bain au début, mais je restais près de lui.

J'ai mis toute ma volonté pour réussir mon allaitement. Le démarrage a été difficile, car Victor tétait un peu et s'endormait rapidement sur le sein. Il fallait constamment le stimuler. J'ai tenu bon pour qu'on ne lui donne pas de compléments même s'il perdait du poids. Il a perdu jusqu'à trois cents grammes et a fini par en reprendre à nouveau. J'ai donc été autorisé à quitter la maternité. Lorsque j'y étais entrée le 28 septembre, les arbres étaient encore tout verts et une ambiance estivale baignait les terres solognotes. Lorsque je suis ressortie le 4 octobre, les arbres avaient enfilé leurs manteaux d'automne. Ils reflétaient bien mon état d'esprit d'alors. Des couleurs pourpres, carmins et même dorées qui laissaient exploser ma joie d'être mère. Et des matins de brume tristes et nostalgiques qui me rappelaient le profond regret que je pouvais ressentir, de n'avoir pu mettre moi-même mon enfant au monde. À partir du moment où je me suis retrouvée chez moi, loin du monde aseptisé et artificiel de l'hôpital, l'allaitement se passait beaucoup mieux.

J'avais également demandé l'assistance d'une aide à domicile, les suites de l'opération limitant encore mes possibilités au niveau physique. Éliane s'est présentée chez nous la première fois deux jours après mon retour de la maternité. Elle a sonné à la porte alors que j'étais en train d'allaiter. J'étais assise dans le salon sur le canapé. J'ai fait lâcher le sein à Victor et je me suis levée rapidement avec mon fils dans les bras pour ouvrir la porte. Seulement, dans la précipitation, je me suis pris les pieds dans mon coussin d'allaitement qui avait glissé au sol. Victor et moi sommes tombés tous les deux et nous avons heurté le meuble de télévision. J'ai vite pris mon enfant dans les bras et je me suis précipitée dehors pour chercher de l'aide. J'étais prise de panique. Heureusement, Éliane était très expérimentée et voyant que Victor pleurait, elle m'a tout de suite rassurée. Elle m'a demandé de rentrer et de m'asseoir ; elle a pris Victor dans les bras le temps que je me calme. Elle nous a rassurés tous les deux, et pour ôter tout doute, elle m'a conseillé d'appeler les urgences. « Un bébé qui pleure dans les vingt secondes après sa chute n'a rien, Madame. Vous pouvez être tranquille. » C'est exactement ce qu'Éliane avait remarqué immédiatement. J'étais rassurée. Elle est venue à notre domicile une dizaine de fois. Elle a assuré a minima les tâches ménagères le temps que je me remette. Elle a surtout été un soutien moral efficace. Éliane est une véritable boule d'amour et elle a un sens de l'écoute et de l'empathie plutôt exceptionnelle.

La chute de Victor m'a permis de réaliser réellement que j'avais un bébé dans les bras, que j'en étais responsable. Par conséquent, je me devais d'être très vigilante. Il m'a fallu un choc physique très violent pour comprendre cela.

À cette période, j'ai également demandé, comme beaucoup de parents, à l'infirmière de la PMI (Service de la protection maternelle et infantile) de me rendre une visite à mon domicile. Étant naturopathe aujourd'hui, je pense que l'allopathie engendre beaucoup de peurs chez les individus et les déresponsabilise. Il n'empêche que j'ai eu beaucoup de chance de rencontrer cette infirmière de la PMI ! C'est la femme, la mère, plutôt que l'infirmière que je salue aujourd'hui. Elle était maman de deux enfants ; tous les deux, nés par césarienne. Elle m'a fait partager son expérience en se confiant un court instant. Elle a surtout attiré mon attention sur un point. « Lors d'une naissance par césarienne, il y a un problème d'attachement entre la mère et l'enfant », m'a-t-elle affirmé. C'est exactement ce que je vivais.

Quinze jours après la naissance de Victor, nous avions rendez-vous chez Sophie Delorme, une ostéopathe qui a fait des bébés sa priorité. J'avais déjà bénéficié d'une première séance d'ostéopathie avec Sophie en fin de grossesse pour permettre au bébé de prendre toute sa place. Me voilà de retour chez Sophie, mais avec Victor dans les bras et John qui m'accompagne. Sophie nous demande de lui raconter comment s'est passé l'accouchement, et si nous avions des regrets par rapport à cet événement. John exprime son regret de n'avoir pu être présent dans la salle d'opération au moment de la césarienne et de n'avoir pu accueillir Victor lui-même. Pour ma part, j'exprime mon profond regret de n'avoir pu mettre Victor immédiatement au sein en peau à peau. Sophie prend Victor dans ses bras et lui parle. Un véritable dialogue s'instaure entre eux deux par échange de regards, de gestes et parfois même de sons. Sophie place Victor sur sa table de pratique et commence à le manipuler en douceur. Elle tourne et retourne notre enfant dans tous les sens et finit par le présenter à John en lui disant : « Et là, le papa, qu'est-ce qu'il fait ? Eh bien ! Il prend son bébé dans ses bras. Il lui souhaite la bienvenue. Et ensuite, qu'est-ce qu'il fait ? Eh bien ! Il le donne à la maman. Voilà ». Je me retrouve avec Victor dans mes bras. Il hurle à pleins poumons. Je ne comprends pas vraiment ce qui se passe et ce que je dois faire. Sophie m'accompagne : « Et là, que fait la maman ? Elle met son bébé au sein. Voilà, tout va bien. » À cet instant, j'ai compris. J'ai compris les desseins de Sophie. Nous faire revivre la naissance de Victor, mais telle que nous l'aurions souhaitée. Nous permettre de guérir les blessures les plus vives liées à cette naissance.

C'était le démarrage de tout un travail psychologique qui allait continuer longtemps. Plusieurs années. Jusqu'à la naissance de notre deuxième enfant. Cette séance d'ostéopathie permit également à Victor de vivre l'accouchement naturel auquel il n'avait pas eu droit. Un moyen pour faire le passage. Nous sommes sortis du cabinet de Sophie, soulagés. Un poids s'était envolé de nos épaules.

Oui, un poids s'était ôté, mais il m'amena immédiatement à une prise de conscience. Les conséquences réelles d'une césarienne étaient beaucoup plus importantes et profondes que je ne le pensais. Sur le plan physique, mon corps restait longtemps marqué par cette opération. Sur le plan émotionnel, le choc du traumatisme était profondément inscrit et avait coupé le lien entre mon enfant et moi-même. Sur le plan psychique, je doutais réellement de mes capacités d'être mère.

Comment réparer tout cela ? Comment me rétablir physiquement le plus pleinement et le plus rapidement possible ? Comment rétablir le lien entre Victor et moi et dépasser l'état de choc dans lequel nous nous trouvions ? Comment restaurer toute ma confiance dans mes capacités d'être mère ? Enfin que comprendre ? Pourquoi cette césarienne ? Quel regard positif avoir une fois la douleur dépassée et l'événement accepté ? Quel regard positif avoir sur cet événement qui a changé le cours de mon existence ?

CHAPITRE 1

LA NAISSANCE DE VICTOR, NOTRE PREMIER ENFANT

28 septembre 2005. Cela fait bientôt une heure que j'attends debout et seul dans ce couloir, face à ces portes battantes. Une heure, c'est long et c'est court à la fois. J'ai pourtant tout le temps de me remémorer les événements qui m'ont conduit jusqu'ici.

Tout commence le 6 juin 2004, je démarre – non sans appréhension – une nouvelle vie, attendue depuis longtemps déjà. Ce jour-là, je viens de quitter l'armée après quinze ans de service et je démarre dès le lendemain ma nouvelle activité, en qualité d'infirmier, en maison de retraite. Ce sont de grands changements dans ma vie, mais surtout Anne et moi allons enfin pouvoir fonder une famille. Il était pour nous totalement exclu d'avoir des enfants tant que je serais militaire : pouvant être appelé à partir en mission à n'importe quel moment, je n'aurais pas pu accompagner Anne dans sa grossesse, voire être absent lors de l'accouchement. Non, je tenais à être présent du début de la grossesse jusqu'à l'émancipation de notre enfant. Mais voilà, je suis là, dans ce couloir, devant ces portes battantes que j'ai vues se refermer sur Anne allongée dans un lit. Et j'attends.

Fin février, début mars 2005, nous habitions une petite maison à Rosenau, dans le sud de l'Alsace, dans une région appelée « les trois frontières » quand la bonne nouvelle tombe enfin : Anne m'apprend qu'elle est enceinte. Comment décrire la joie qui m'envahit à ce moment-là ? J'ai envie de hurler à la terre entière que je vais être papa ! Mais Anne modère mon enthousiasme, et me demande d'attendre avant d'en parler. Une échographie passée à la polyclinique du coin vient confirmer cette grossesse et le gynécologue prévoit la naissance pour mi-octobre. Je me prépare donc à accompagner Anne et cet enfant du mieux que je le peux, en étant présent.

Mais, pour l'heure, je suis dans mon couloir, face à ces portes battantes. Bien sûr, je vois passer le personnel du bloc opératoire ou de la maternité, mais pas un mot de leur part ni de la mienne ne vient troubler le profond sentiment de solitude et d'impuissance que je ressens à ce moment-là.

En mai 2005, Anne et moi déambulons dans les allées de la foire bio de Rouffach. Dans une grande salle, une banderole attire mon attention : « École de naturopathie Philippe Dargère. Saint-Sauvant. » Surpris, je fais remarquer à Anne que Saint-Sauvant se trouve à quinze kilomètres de chez mes parents, du lieu où j'ai grandi et où j'ai vécu jusqu'à l'âge de 21 ans. Intéressés, nous nous approchons du stand, et faisons connaissance avec Chantal et Philippe Dargère. Nous avons surtout évoqué la région de mon enfance et aussi, un peu, la naturopathie. Nous sommes tout de même repartis, avec une documentation complète sur leur école et leur enseignement de la naturopathie. De retour chez nous, Anne m'annonce qu'elle ne veut pas accoucher dans la région : elle est disposée à ce que nous déménagions en Sologne et que nous nous inscrivions tous les deux à l'école de naturopathie de Philippe et Chantal. Il faut préciser que, depuis quelque temps déjà, nous avions choisi d'être suivis par une naturothérapeute. En effet, après être passés par l'homéopathie, nous nous sommes naturellement orientés vers cette médecine naturelle qui, à nos yeux, avait un rôle complémentaire à l'allopathie dans le cadre du suivi de grossesse d'Anne.

Dès le mois de mai, j'envoyai une lettre de démission à mon employeur et une lettre de préavis à notre propriétaire, en prévision d'un départ au mois de juillet. Au mois de juin, nous sommes partis quinze jours en vacances en Sologne pour trouver un logement et « accessoirement » un nouvel emploi pour moi. Curieusement, il a été plus facile de trouver une maison de retraite pour m'employer qu'un nouveau logement ! Mais mi-juillet, nous emménagions dans notre nouvelle petite maison à Chaumont-sur-Tharonne et je commençais mon nouvel emploi. En sus, nous étions inscrits, tous les deux, à l'école de Philippe et Chantal pour commencer les cours fin octobre. Eh bien, cet enfant n'était pas encore là, que déjà tout était changement dans notre vie !

Et moi, je suis toujours là, à attendre que ces portes battantes veuillent bien s'ouvrir sur cet enfant, dont nous n'avons pas voulu connaître le sexe.

Dès la première consultation avec le nouveau gynécologue-obstétricien (ou gynécologue accoucheur) qui suit Anne, un climat de confiance s'est installé. Le docteur B. est d'origine africaine, très prévenant, à l'écoute. Il prend le temps qu'il faut avec chacune de ses patientes... Ce qui implique pour nous, de longues heures de lecture dans la salle d'attente de son cabinet, à l'hôpital de Romorantin. Il avait accueilli avec beaucoup d'attention le projet de naissance fait par Anne (je ne m'étais pas senti très concerné à l'époque) et répondait à quasiment toutes ses demandes. Aussi, lorsqu'à la dernière consultation il nous annonce que le fœtus de huit mois a déjà la tête d'un bébé de neuf mois, qu'il se présente par le siège, et que par conséquent la césarienne lui apparaît comme la seule issue possible, je suis moins frustré par l'annonce de la césarienne que par le fait de ne pas pouvoir participer à la naissance de notre enfant. Deux à trois séances d'acupuncture par une sage-femme et une manœuvre de retournement par l'extérieur (par le docteur B.) n'y feront rien : cet enfant ne veut pas se retourner. J'eus beau arguer du fait que j'étais infirmier, en dépit de l'avis favorable du docteur B., le chef de bloc refusa purement et simplement ma présence lors de l'intervention. Et voilà pourquoi je suis dans ce couloir, à attendre anxieusement que ces portes battantes s'ouvrent enfin.

L'entrée au bloc était prévue vers 8 h 30 ; j'arrive donc avec vingt minutes d'avance pour croiser Anne dans le couloir que les sages-femmes et infirmières emmenaient déjà. Nous n'avons pu échanger que quelques mots rapides et j'ai pu lire dans son regard toute l'anxiété et l'inquiétude de se retrouver seule dans un monde inconnu avec des gens tout aussi inconnus.

La savoir seule derrière ces portes battantes depuis maintenant plus d'une heure, sans nouvelles, ne fait que me renvoyer à mes propres peurs et inquiétudes. Aussi, quand enfin ces portes battantes s'ouvrent sur une sage-femme portant un petit être dans ses bras, toute la pression accumulée tombe d'un coup. Je ne vois plus rien, je ne vois plus que lui, cet enfant qui me regarde avec de grands yeux étonnés. Nos regards ne se quittent plus. La sage-femme a beau soulever le champ opératoire pour me montrer le sexe de ce bébé, je ne peux plus détacher mes yeux des siens. Il faudra qu'elle me dise à plusieurs reprises : « Je vous présente Victor ! » pour qu'enfin je réalise que c'est un fils qui va maintenant partager ma vie. La sage-femme me passe Victor ; je le tiens pour la première fois dans mes bras et nos regards ne se quittent toujours pas. La sage-femme me demande de lui parler, mais les seuls mots que j'arrive à articuler entre deux sanglots sont : « Je ne peux pas ! ». Trop d'émotions, trop de joie, trop de *larmes, pour que je puisse articuler un mot et tellement d'amour qui passe dans cet échange de regards.*

Mais comme dans tous les services hospitaliers, le dieu « protocole » reprend ses droits : la sage-femme veut donner son premier bain à Victor. Je m'y oppose et demande que l'on attende Anne. Victor est alors placé dans une couveuse avec, sur les côtés, des ouvertures par lesquelles je peux tenir sa petite main entre mon pouce et mon index. Je suis maintenant seul avec lui et arrive enfin à lui souhaiter la bienvenue, à lui dire que je l'aime et que je suis fier d'être son papa. Au bout d'un quart d'heure, une infirmière de la salle de réveil vient me demander la permission d'emmener Victor pour qu'Anne puisse le mettre au sein. La première pensée qui me vient à l'esprit est : « Pourquoi elle ? ». Pourquoi n'est-ce pas une personne du service de maternité qui a eu cette idée ? Mais il m'apparaît évident que je dois la laisser emmener Victor. Je les regarde partir, en pensant à Anne, qui, je le sais, veut tout mettre en œuvre pour réussir à l'allaiter. C'est d'autant plus important pour elle qu'elle n'a pu accoucher par voie basse. Quel petit bout de femme qu'Anne ! Très effacée, timide au point de ne pas oser répondre au téléphone, mais quelle volonté cachée derrière cette façade. J'ai beaucoup de chance de partager sa vie.

Je mets ce moment à profit pour téléphoner à nos parents, au reste de la famille, puis à tous nos amis dont j'ai le numéro sur moi. Je téléphonerais à l'humanité entière si j'avais le numéro de tout le monde ! Et à chaque coup de téléphone, je pleure de joie. Avec le recul, je repense à ces délicieux moments où je laisse enfin apparaître ma sensibilité en laissant tomber mon côté faussement viril. Je garde toutefois ce regret de ne pas avoir pu être présent au moment de l'arrivée de Victor, moi qui voulais être là à toutes les étapes de la vie de cet enfant, y compris sa venue au monde. Mais déjà, Anne et Victor reviennent de la salle de réveil : pas le temps de m'apitoyer plus longtemps sur mon sort, la vie continue, elle.

C'est l'heure du premier bain de Victor, bain que je donne (non sans une certaine fierté) moi-même devant Anne alitée. Quel émerveillement de le voir retrouver le milieu aquatique et étendre ses petits membres, de voir ses petites mains attraper mes doigts ! Puis, très vite, trop vite, viendra l'heure où je devrai me retirer : le personnel ne veut pas que je passe la première nuit de Victor et sa maman avec eux. Dans la voiture qui me ramène chez nous, les sentiments de fierté et de bonheur d'être papa font concurrence à la tristesse et l'inquiétude de laisser Anne seule : elle souffre physiquement de cette césarienne et s'inquiète de ne pas réussir à allaiter Victor, et même si elle ne l'exprime pas, je ressens tout cela dans toutes les cellules de mon corps. Aussi reviendrai-je le jour suivant dès l'ouverture de la maternité.

Le lendemain, je suis là de bonne heure pour passer la journée avec Anne et Victor, tout comme le surlendemain. Le troisième jour, je dois reprendre mon travail, mais dès la fin de mon service je file à la maternité retrouver mes deux amours jusqu'à ce que le personnel me demande de partir à la fin des horaires de visite. Ils resteront une longue semaine à l'hôpital, une semaine, pendant laquelle Anne s'est accrochée pour réussir son allaitement, avec ou contre le personnel. En effet, selon la sage-femme ou l'auxiliaire puéricultrice qui la conseillait, c'était soit des encouragements pour elle et le bébé, soit des incitations à renoncer, voire à donner des biberons. Pourtant, si elle n'a pas pu mettre Victor au monde par voie basse, elle réussira à l'allaiter afin de créer entre elle et le bébé ce lien qu'un accouchement naturel établit naturellement entre une mère et son nourrisson grâce à la production d'ocytocine.

Quelle volonté et quel courage chez ce petit bout de femme ! Dès la première nuit, elle est seule avec cet enfant qui hurle et qu'elle ne peut attraper seule à cause de la douleur de la *cicatrice. Elle a beau sonner, personne ne vient. Alors, en larmes, elle attrape son enfant par le pyjama et, dans un effort terrible pour contenir sa douleur, elle le soulève, l'amène dans son lit et le met contre son sein. En plus de devoir surmonter la douleur physique, elle doit aussi lutter contre certaines professionnelles de santé pour réussir cet allaitement ; l'incompréhension de ces femmes est une douleur morale supplémentaire qu'elle doit surmonter.*

Quand, au bout d'une semaine, je ramène Anne et Victor à la maison, je ne peux m'empêcher de la regarder, assise à côté de moi dans la voiture. J'aurais aimé lui dire à quel point j'étais fier d'elle, mais les seuls mots que je parviens à lui dire sont les mêmes que je lui répète chaque jour depuis que je la connais : « Je t'aime ! ». Trois petits mots, tout simples, mais que je lui dis encore chaque matin en ouvrant les yeux et en la découvrant endormie à côté de moi.

Une fois à la maison, nous trouvons rapidement une organisation me permettant de participer le plus possible aux premières semaines de vie de Victor. L'allaitement est maintenant lancé et se passe très bien. Je lui donne ses bains à chaque fois que je suis là et la nuit, je vais le chercher dès qu'il crie et je le ramène à sa mère pour qu'il prenne le sein. Après avoir tété à un sein, je vais le changer et le ramène pour le deuxième sein. Puis, retour dans son lit, et rebelote trois heures plus tard.

Les nuits sont courtes, mais Victor trouve toute sa place dans notre vie, et déjà, à peine trois semaines après sa venue au monde, nous nous préparons tous les trois à commencer les cours de naturopathie.

CHAPITRE 2

RENCONTRE AVEC LA NATUROPATHIE

Heureusement pour Victor, John et moi-même débutions notre formation en naturopathie à l'école Philippe Dargère, anciennement école Pierre-Valentin Marchesseau (fondateur de la naturopathie en France), le 22 octobre 2005. Victor n'avait même pas un mois.

L'accueil, de Philippe et son épouse Chantal, avait été des plus chaleureux. Nous avions immédiatement ressenti beaucoup de bonté de la part de ces deux êtres. Ils nous avaient permis de suivre la formation avec notre bébé. Ils nous avaient aussi donné les moyens de le faire dans les meilleures conditions. Je disposais même d'une pièce pour pouvoir allaiter et laisser mon fils dormir au calme. Il est vrai que nous étions à peu près soixante personnes en première année. De plus, le groupe était très dynamique, très vivant, ce qui suscitait parfois un brouhaha continuel. Je me souviens très bien des premières heures de cours dispensées par Philippe Dargère. Son enseignement remettait en cause tout ce que mon éducation traditionnelle avait pu m'inculquer. Mais qui croire ? Qui détient la vérité ? Une seule solution. Expérimenter soi-même et trouver sa propre voie, sa propre vérité. Cela suppose évidemment de prendre ses responsabilités, pour soi et pour sa famille.

John et moi-même avions donc décidé d'appliquer les préceptes de la naturopathie dès les premiers jours, avec toutefois beaucoup de précautions. John avait modifié son alimentation le jour même. Pour ma part, étant donné que j'allaitais, j'ai attendu quelques jours. En fait, je suis allée voir Philippe pour lui demander conseil. Victor avait des coliques. Philippe m'a simplement expliqué comment il modifierait son alimentation s'il était à ma place. J'ai immédiatement beaucoup aimé la façon dont il conseillait les gens. Il ne me disait pas ce que je devais faire, mais bien ce qu'il ferait s'il était à ma place. Il me laissait mon libre arbitre. Il me laissait la possibilité de faire mes propres choix, mais en pleine conscience. Je crois que c'est cette liberté que l'on me laissait qui m'a le plus motivé. J'ai immédiatement suivi ses conseils. Au bout de quarante-huit heures, Victor n'avait plus de constipation. C'était formidable, cela fonctionnait ! Ce fut une découverte fabuleuse pour nous trois. Nous avions la sensation d'avoir enfin découvert quelque chose qui nous correspondait. Petit à petit, j'ai donc modifié mon alimentation pour me diriger vers une alimentation spécifique au tube digestif de l'être humain. J'ai immédiatement senti les effets positifs. Plus d'énergie, plus aucun pic de glycémie et de coups de pompe associés, un transit beaucoup plus aisé, une meilleure lactation et la joie de vivre retrouvée.

L'école Philippe Dargère proposait cette année-là, et pour la première fois, un enseignement pour « Conseiller en hygiène et éducation périnatales ». L'intitulé exact à l'époque était « Doula ». Il s'est affiné avec le temps, car les Doulas ne conseillent pas les couples en matière d'hygiène de vie comme nous le faisons en naturopathie.

Je me suis immédiatement inscrite à cette formation pensant y trouver de nouvelles clés pour travailler sur les conséquences de la césarienne. Cette formation m'a permis de rencontrer un être merveilleux : le Dr Max Ploquin. Max a été pendant des années et des années gynécologue-obstétricien. Il dirigeait sa propre clinique, la clinique Montaigne à Châteauroux. Il a aidé près de 37 000 femmes à mettre leur bébé au monde. Max était dans la lignée d'autres grandes figures de la naissance dans les années 1970, tels Michel Odent ou Frédéric Leboyer. C'est pourquoi Philippe Dargère demanda à Max d'assurer une partie de l'enseignement de ce cursus autour de la naissance. Sachant de plus que Max était convaincu de l'influence de l'hygiène de vie sur la grossesse, l'accouchement et la vitalité du bébé à venir.

Durant le stage, Max nous montra à plusieurs reprises des films d'accouchements qu'il avait réalisés dans sa clinique. Je me souviens qu'en voyant ces bébés naître le plus naturellement possible et dans le respect total de leur être, si fragile et pourtant si « présent », nous avions tous été très émus. J'ai beaucoup pleuré. Nous avons tous pleuré. Même les quelques hommes présents. La vision de ces naissances nous avait connectés à notre propre naissance. La mienne avait laissé une empreinte douloureuse dont je commençais à toucher du doigt tout l'impact sur la suite de mon existence.

Cette vision m'avait également rappelé l'accouchement de Victor. Je ressentais une profonde culpabilité. Comment avais-je pu me laisser convaincre du bien-fondé d'un tel acte de barbarie à l'encontre des femmes et des bébés ? Je ressentais également de la colère, envers le corps médical, mais aussi envers mon compagnon. John étant infirmier, il avait une totale confiance en la médecine. Cette confiance correspondait à son ouverture de conscience d'alors. Ce stage me permit donc d'évacuer de lourdes charges émotionnelles « engrammées » dans mon être depuis, pour certaines, longtemps.

Il me permit également d'obtenir de nombreuses informations sur la césarienne et ses conséquences. Il m'a permis de comprendre ce qui s'était passé.

Tout d'abord, cette césarienne n'était pas nécessaire. Dans les années 1970, le taux de césariennes était de 7 à 11 %. Aujourd'hui, il est de 20 % et sans entrer dans les détails, selon le Dr Max Ploquin, les statistiques sur la césarienne sont faussées. Nous nous plaçons donc aujourd'hui en France plutôt autour de 30 %. L'indication de la césarienne est dans certains cas abusive. Elle l'était dans mon cas. Une présentation par le siège ne justifie pas une césarienne. Le fait que la taille de la tête du bébé est importante (je rappelle que Victor à 8 mois avait la tête de la taille d'un bébé de 9 mois) ne la justifie pas non plus. Selon le Dr Ploquin, la taille de la tête du bébé est adaptée au bassin de sa maman. Il est vrai que le corps médical avait mesuré mon bassin qui présente une taille légèrement supérieure à la moyenne. Deux autres informations essentielles m'ont été données lors de cette formation.

☹ La césarienne tient un rôle important dans l'économie de la santé.

☹ De moins en moins d'accoucheurs (sages-femmes ou médecins) savent assister une maman dans le déroulement physiologique du siège.

Cette césarienne ne serait-elle donc pas liée aux peurs du corps médical et à sa volonté de vouloir tout contrôler ? À ce moment, j'eus vraiment le sentiment d'avoir été fourvoyée. Ma confiance envers le corps médical était grandement entamée. Je ressentais beaucoup de colère envers les médecins, mais aussi envers moi-même.

Ensuite, cette formation m'a permis de bien comprendre toutes les conséquences d'une césarienne pour la maman et pour son bébé.

Pour le bébé les conséquences sont multiples et elles sont d'autant plus importantes lors d'une césarienne programmée. Elles vont de simples problèmes respiratoires immédiats à de véritables réanimations, une circulation sanguine moins rapide et moins efficace, une température de l'enfant plus basse, pendant au moins une heure trente, des réponses immunitaires moins bonnes, un taux des hormones de « réglages de la thyroïde » plus bas, des allergies alimentaires plus fréquentes. La vitalité future de l'enfant peut aussi être remise en question, car des troubles respiratoires tels que l'asthme peuvent apparaître 5, 10, 15 voire 20 ans plus tard. Une autre donnée importante est à retenir : en cas de césarienne, l'allaitement semble plus difficile. Des problèmes de succion notamment peuvent apparaître.

Pour la maman les conséquences peuvent aussi être importantes. Mais comme l'explique le Dr Ploquin, les complications maternelles y compris mortelles des dernières années lors des césariennes (pourtant en très net accroissement) n'ont pas été complètement publiées.

Enfin, cette formation m'a permis de rencontrer la présidente de Césarine, Madame Geneviève Prono-Treille. L'association Césarine informe les mamans sur les conséquences de la césarienne et sur les possibilités futures d'un AVAC[1]. Césarine m'a permis de comprendre que je pouvais parler et être écoutée sans jugement. Souvent une femme césarisée, lorsqu'elle cherche à exprimer sa

---

[1] Accouchement vaginal après césarienne

souffrance, est confrontée à une incompréhension totale de la part de son entourage. Comment peut-on se plaindre alors que l'on a dans les bras un magnifique bébé en pleine santé ? Je me souviens d'avoir reçu la réflexion suivante de la part d'une proche : « Peuh ! Une césarienne ce n'est quand même pas si douloureux que ça ? ».

Césarine me permit également de comprendre que je pouvais m'autoriser à pleurer pour relâcher les tensions, que je pouvais m'accorder le temps d'avoir du chagrin, que je pouvais accepter l'aide des autres, que j'avais le droit d'être en colère et que je pouvais vivre cette colère et la transformer en énergie positive, que je pouvais me réconcilier avec mon corps et me pardonner. Enfin et surtout, je pouvais reprendre confiance en moi, en mes capacités de femme, et reprendre possession de toutes les dimensions de ma féminité. Pour enfin dire : « Je suis en paix avec cette naissance. » Dire également : « Oui, un AVAC est possible ». Geneviève en était la preuve vivante puisqu'elle en avait eu plusieurs. Merci, Geneviève, pour ce beau témoignage. Max Ploquin me donna également une autre donnée fondamentale : selon le Pr Lacomme, la rupture utérine après césarienne est très rare, surtout si l'on respecte les deux années que l'on conseille classiquement entre deux accouchements. On peut donc envisager sans problème une grossesse ultérieure par les voies naturelles.

Enfin, deux témoignages de très beaux accouchements naturels à domicile me donnèrent envie de vivre cette expérience ; celui de Chantal Dargère et de sa fille aînée Gladys. Témoignages que je vous délivre à présent.

Interview de Chantal Dargère sur la naissance de ses deux filles

Chantal Dargère : Mes deux filles sont deux naissances vraiment planifiées et fortement désirées.

Pour la première, nous étions jeunes puisque Gladys est née le 19 novembre 1976. J'avais 22 ans. Nous nous étions mariés à 20 ans. Nous étions tous frais sortis de la formation de M. Marchesseau, nous avions fini nos études et avions vraiment une envie folle d'expérimenter le bien-fondé de la naturopathie. Cette formation a été à une pré-préparation, c'est-à-dire qu'avant même de concevoir cet enfant, nous y avions fortement pensé, comme le décrivait un petit peu Aïvanhov.

Ensuite, il y a eu une préparation dans les règles de la naturopathie. M. Marchesseau disait que pour une grossesse, il fallait vraiment veiller à ne manger que du cru et que les derniers mois, il fallait se mettre aux fruits. Eh bien, j'ai respecté cela.

Anne : Tu es restée combien de temps aux fruits ?

C'est loin, mais je pense minimum deux mois. Je n'ai mangé que ça, alors que ce n'était pas évident pour moi, nous étions au mois de novembre. Moi qui suis une frileuse, je mangeais mes fruits au bain. Je prenais énormément de bains. J'en prenais au moins un le matin et un le soir. Et puis ça pouvait m'arriver, si le midi j'avais froid, de me faire encore couler un bain pour manger mes fruits.

Mais bon, c'est vrai que j'avais hâte de pouvoir reprendre une alimentation « naturo » un peu plus fournie. Surtout qu'à côté, j'avais quand même Philippe qui mangeait, lui ! C'était un petit peu plus difficile, mais j'avais une telle envie de respecter ce que M. Marchesseau disait. J'ai mangé « spécifique », c'est-à-dire une alimentation spécifique au tube digestif de l'homme telle qu'elle est préconisée en naturopathie, dès le départ. Le matin une infusion, des fruits dans la matinée, des crudités le midi, avec du fromage blanc en faisselle, l'après-midi des fruits et le soir comme à midi. Voilà !

Et les derniers mois des fruits. Ça, c'était pour Gladys, mais j'ai fait la même chose pour Ingrid. J'étais suivie alors par une sage-femme, une vieille sage-femme, qui avait vraiment beaucoup d'expérience. Elle disait avoir fait plus de 5 000 accouchements. Normalement, elle n'exerçait plus, mais je l'avais un peu forcée. J'étais sa dernière cliente.

C'était une femme très douce, très agréable, qui était vraiment aux petits soins, à notre écoute. Et ça, c'était vraiment très très agréable.

L'accouchement a été long. C'était mon premier accouchement, donc je ne savais pas comment ça se passait. Dès les premières contractions, nous avons appelé la sage-femme. Elle nous a dit : « Oh, vous avez le temps ! », mais peut-être qu'elle a senti notre inquiétude, car elle est venue assez rapidement. En fait, elle est arrivée dans la soirée et Gladys est née à cinq heures moins le quart du matin seulement.

Donc il y a quand même eu du temps. Je naviguais entre le bain et la chambre que nous avions fortement chauffée pour l'occasion. Nous avions mis des petites lumières tamisées, de la musique douce... pour créer une ambiance, quoi ! Gladys est née dans ce contexte-là. À la fin, je me rappelle que je fatiguais. La sage-femme m'a fortement encouragée à pousser, pousser, pousser, mais je me disais : « Est-ce que je vais y arriver ? ». Ça a été mon ressenti. Après bon, nous n'avons pas regretté. Nous avons eu vraiment une belle petite fille.

Est-ce que tu as beaucoup souffert ?

C'est lointain, mais je n'ai pas le souvenir que c'était vraiment très très fort. J'ai eu des douleurs, oui. Mais je mettais tout de suite en place la respiration. Et je trouve que ça a été, vraiment. Ça, je l'ai encore plus ressenti à la naissance d'Ingrid. Mais, moi, je trouve que c'était supportable.

Là où je peinais un peu plus, c'est au niveau des poussées, l'impression que je n'allais pas réussir à avoir assez de force. Je m'épuisais un peu.

Pour ce qui est de l'allaitement, je l'ai mise au sein tout de suite, un petit peu, mais elle n'a pas forcément pris.

Après Philippe l'a baignée. Et nous l'avions beaucoup avec nous.

Vous l'avez gardée avec vous pour dormir ?

Non. C'est moi qui ai un peu fait le forcing là-dessus parce que Marchesseau nous avait dit que l'on pouvait écarter l'allaitement la nuit.

Volontairement, très vite la dernière tétée avait lieu vers minuit et demi ou une heure du matin puis à nouveau le matin à cinq heures. Il y avait donc un écart de quatre heures à quatre heures trente. Après, assez rapidement, plus ça allait et plus j'espaçais encore les tétées. En fait, nous l'avions un peu éloignée de notre chambre. C'est vrai que nous l'avons entendue un peu pleurer, peut-être deux nuits, mais au bout de trois jours maxi, elle a accepté complètement, ce qui me laissait beaucoup plus de temps pour moi, pour me reposer. J'étais une grande dormeuse et c'est vrai que j'étais fatiguée de dormir peu.

De plus, j'ai quand même eu un gros choc juste après la naissance de Gladys : trois jours après, j'ai perdu mon frère qui s'est suicidé d'une balle dans la tête. Et ça a été vraiment très très très dur. J'ai allaité Gladys, mais au bout de quelques mois, enfin vraiment très peu de temps après sa naissance – je n'avais même pas encore repris le travail – j'ai dû suspendre l'allaitement.

Pourquoi ?

Parce que suite au choc, en fait, j'étais en train de… Marchesseau l'a qualifié comme ça : j'étais en train de l'empoisonner. Sa peau devenait toute sèche et quand je lui ai posé la question, il m'a dit : « Oh là là ! Tu es en train de l'empoisonner ! ». Et il a rajouté :

« Mets-la au jus de carotte ». Et à deux mois et demi, je l'ai mise au jus de carotte. Je ne sais plus pendant combien de temps.

Tu l'empoisonnais parce que, au niveau émotionnel, ça passait dans le lait ?

42

Voilà. Ç'a été très très dur ce décès. Conflit de séparation – c'est cela en décodage biologique – et ça se manifestait chez Gladys par la peau. La peau, mais vraiment « sèche sèche » alors que cela n'avait pas lieu d'être. Et donc Marchesseau m'a dit : « Non, non, tu stoppes l'allaitement. Et tu la mets au jus de carotte ». C'est ce que j'ai fait. Donc elle n'a pas eu le privilège d'être allaitée assez longtemps. Après, très vite avec le jus de carotte ça s'est passé…

Et tu lui mettais uniquement du jus de carotte ?

Oui, uniquement du jus de carotte. Je crois que cela a duré trois semaines. Alors, c'est énorme trois semaines parce qu'à cet âge-là, elle avait perdu un kilo à cause de mon lait et donc c'était vraiment comme un petit lapin. C'était très dur. Mais elle a repris très très vite.

Tu as complémenté avec quoi ?

Après je faisais du lait « fromagé », du fromage blanc en faisselle de chèvre que l'on diluait avec un peu d'eau – à l'époque, c'était de l'eau de Volvic – et puis que nous épaississions au fur et à mesure de l'avancement en âge. Après vers 5, 6 mois, nous avons commencé les jus de fruits maison, les jus de légumes maison. Puis au fur et à mesure, nous avons ajouté tout ce qui est préconisé en « naturo ». Voilà pour Gladys.

Entre Ingrid et sa sœur, il y a un écart de six ans et demi. Écart volontaire de ma part, car après la naissance de Gladys, je me suis vraiment sentie frustrée. Philippe venait de monter son école de musique et nous n'avions pas encore un revenu suffisant. J'ai dû reprendre mon travail à la banque.

Cela fut très dur à vivre. Je partais le matin, rentrais le midi et ne revenais que le soir. Du coup, Gladys passait énormément de temps avec son père qui adorait s'en occuper. Il y avait de la part de Gladys une préférence pour son père. Si nous tendions les bras tous les deux, c'était vers son père qu'elle allait. Cela fut extrêmement dur à vivre pour moi. Je ne voulais pas revivre ça. Et j'ai préféré attendre que ce soit possible financièrement pour avoir Ingrid.

Nous habitions à Pôneuf, dans la Vienne, quand j'ai vécu ma grossesse. Mais je ne voulais pas accoucher là-bas. La maison était loin d'être confortable et bien chauffée, nous étions en pleine rénovation et je n'avais trouvé personne pour nous aider pour l'accouchement. Pas de sage-femme, rien. Je n'étais pas en lien avec ce genre de personnes dans le coin. J'avais donc décidé d'aller accoucher en Eure-et-Loir où nous habitions précédemment, et du coup, ça a été quelque chose de fort à vivre.

Un mercredi, les contractions ont commencé vers 18 ou 19 heures. Aussi quand Philippe m'a contactée, je lui ai dit : « Tu ne tardes pas parce que ça a commencé ! ». Le mercredi était sa journée la plus longue : il avait des cours de batterie toute la journée, et il enchaînait avec des cours de gym. Il ne rentrait pas avant 22 heures ou 22 h 30 à la maison. Nous avions quand même trois heures et demie de route à faire après ça et en plein hiver puisqu'Ingrid est née le 3 février 1983. Et pourtant, malgré mes recommandations, Philippe n'était pas rentré avant 22 h 30 quand même.

J'avais eu le temps de tout préparer. Nous sommes aussitôt partis en voiture. J'avais prévu des couvertures, une paire de ciseaux et des pinces à linge (Ah ! Ah ! Ah ! enfin pour le cordon) au cas où notre fille serait arrivée pendant le voyage. C'était un peu folklo, mais nous étions confiants et pas affolés du tout. C'est Philippe qui a conduit. Moi j'avais mes contractions. J'ai trouvé le voyage très supportable.

Nous habitions, auparavant, à Orgères-en-Beauce, dans un petit logement mitoyen à la maison de mes beaux-parents, qui nous l'avaient bien chauffé, bien préparé, avec la même ambiance que nous avions pu créer pour la naissance de Gladys. Nous y sommes arrivés aux alentours de 2 heures du matin.

Philippe était fatigué de sa journée et du trajet. Je me suis fait couler un bain, et lui ai proposé : « Repose-toi. Moi je vais me gérer. Et quand ce sera le moment, je t'appellerai ».

Cette fois-ci, nous n'avions pas de sage-femme. Celle qui avait été présente pour Gladys avait pris sa retraite et se trouvait vraiment trop âgée ; elle n'avait donc pas souhaité m'accompagner pour cet accouchement. Mais nous connaissions très bien le médecin qui habitait à cent mètres de chez mes beaux-parents. Aussi, lors d'une visite obligatoire pour les papiers à son cabinet, il m'avait demandé : « Qui est-ce qui vous accouche ? ». J'avais répondu : « Écoutez, nous n'avons trouvé personne ». Il m'avait répondu : « Mais ce n'est pas possible. Bon, si vous voulez, je vais venir ». J'ai dit : « Oui, si vous voulez ». Il était donc censé faire l'accouchement, mais en fait, nous n'avons à aucun moment pensé à le prévenir ! Ce n'est que quand, à 5 h 45, j'ai perdu les eaux et que je sentais déjà la tête qui descendait, que j'ai appelé Philippe pour qu'il aille chercher le médecin. Ce dernier n'était pas très content parce que ça faisait très très longtemps qu'il n'avait pas assisté à un accouchement. Et là, l'appeler comme ça, au dernier moment, à presque 6 heures du matin… Non, hein, vraiment pas content !… Mais c'était quelqu'un d'extrêmement gentil. Il n'a absolument rien dit au moment de l'accouchement. Ce n'est qu'après coup qu'il nous a signalé tout ça.

Quand il est arrivé, je sentais vraiment la tête entre mes jambes ; il a exercé une pression sur mon ventre et la tête est sortie complètement. Une deuxième pression et là, le corps est sorti. J'ai eu l'impression que ça a été… mais d'une rapidité ! Et pour moi, j'ai vraiment eu le ressenti d'un accouchement facile, vraiment facile, par rapport à Gladys où j'avais trouvé ça beaucoup plus dur. C'est vrai que la position était différente. J'étais allongée sur mon lit pour Gladys. Alors que là, il me semble que j'étais debout… Donc beaucoup plus facile pour moi. Ç'a été rapide.

Est-ce qu'il y a eu des douleurs pour Ingrid ?

Pour Ingrid, il y a eu des douleurs, des contractions, mais elles n'étaient pas intenses, et toujours très cadrées par mes respirations dès que je sentais qu'une contraction venait. En plus, j'ai fait face toute seule puisque Philippe dormait. Et par contre, la baignoire a fonctionné. Ah ! Ah ! Ah ! Les bains ont fonctionné à fond ! J'alternais encore plus que pour l'accouchement de Gladys. Et là, ça calmait immédiatement les contractions et à la fois ça accélérait le travail. C'était pour moi très agréable et je n'ai vraiment, vraiment pas le souvenir de douleurs importantes. Il y avait, en plus, une telle joie, une telle joie d'avoir cette deuxième fille !... Puisque j'étais au courant que c'était une fille.

Ensuite Philippe l'a lavée, nous ne l'avons pas mise tout de suite au sein après... Ça, je l'ai regretté un peu. Nous l'avons lavée, puis recouchée, et ensuite nous sommes descendus offrir le petit-déjeuner au médecin. Et j'ai regretté de ne pas l'avoir allaitée, je le regrette encore, je ne sais pas si ça... Nous en parlons souvent avec Ingrid, je ne sais pas si ça lui a laissé une empreinte. Elle a souvent le sentiment d'abandon. Et pour moi c'est représentatif de l'abandon. Donc là, pour moi... J'ai loupé quelque chose. J'aurais dû l'emmener. Je l'ai fait avec la conscience d'« elle va être au calme » alors qu'en bas je savais qu'il y aurait du bruit. Du bruit parce qu'il y avait mes beaux-parents qui étaient là, il y avait mon beau-frère, ma belle-sœur, le médecin qui m'avait accouchée et Philippe et moi-même. Donc, je me suis dit « ça va parler, il va y avoir du bruit » et pour moi ce n'était pas bon pour elle. Mais bon.

Tu as pensé bien faire.

Voilà, j'ai pensé bien faire, ça c'est évident ! À aucun moment je n'ai pensé « là c'est bon, je la laisse ». Non, ce n'était pas du tout ma pensée.

Après coup, je l'ai mise au sein assez vite. Et ça s'est vraiment très très bien passé. Je n'étais pas du tout fatiguée. Même si j'avais passé une nuit blanche, je n'étais pas fatiguée. À un tel point qu'à 9 heures, je suis allée faire des courses. La commerçante en me voyant, m'a dit : « Ce n'est pas vous qui avez accouché ce matin ? ». « Si, si ». Tout le monde était vraiment étonné. Mais, je ne me suis pas sentie fatiguée. Après, bien sûr, la fatigue est venue. Mais sur le coup, j'étais tellement dans la joie. Ça m'avait rechargé en énergie. Et ça s'était tellement bien passé.

La suite n'a posé aucune difficulté. Nous avons baigné les deux filles très très souvent, comme Marchesseau nous l'avait appris. Après chaque tétée, nous les baignions. Je pouvais même donner le sein à Ingrid au bain, et je lavais les deux en même temps. Elles adoraient ça, être au bain. Puis, nous prenions du temps pour leur faire des massages et leur passer de l'huile d'amande douce partout, en même temps.

Très tôt, Philippe leur a fait faire de la petite gymnastique des organes : Ah ! Ah ! Ah ! les bras, les jambes et tout. Ils adoraient ça tous les trois. Ça pouvait surprendre les gens, ouh là là ! Mais elles adoraient ça.

Sinon, j'ai pu allaiter beaucoup plus longtemps Ingrid. Pas aussi longtemps que Gladys avec ses enfants ou que toi, Anne, vous les avez allaités. Moi, je ne travaillais plus. J'ai allaité Gladys très peu, deux mois et demi. Pour Ingrid, je ne sais plus, peut-être cinq, six mois et un peu après en discontinu. C'est-à-dire peut-être deux fois dans la journée et je lui donnais autre chose.

Nous faisions des jus de fruits frais et des jus de légumes. Puis nous avons commencé à leur donner des pommes qu'elles rognaient comme ça, en les tenant avec le poing. C'était marrant à voir. Elles aimaient aussi le fromage de chèvre. Il n'y avait pas de producteur chez nous, mais nous achetions du crottin de Chavignol. Nous leur donnions des petits bouts, et là, c'est pareil, elles grattaient le fromage. Elles adoraient ça. Nous faisions aussi des purées de fruits frais mélangés avec des amandes mixées ou des noisettes mixées, des figues… Là aussi elles adoraient ça, et les parents aussi. Nous finissions les plats. (Rires) Elles ont eu beaucoup beaucoup de fruits. Avançant dans l'âge, nous avons commencé à leur donner du jaune d'œuf, nous allions chercher l'œuf au cul de la poule ou presque. Ils étaient tout frais, tout frais. Nous cassions l'œuf sur place et nous leur donnions le jaune. C'était une alimentation comme Marchesseau pouvait la préconiser.

Et nous avons continué très très très longtemps.

Gladys n'a commencé à manger des aliments cuits qu'à l'âge de six ans, alors que ça n'a pas été la même chose pour Ingrid. Elle a commencé l'école beaucoup plus tôt : elle a fait de la maternelle, alors que Gladys a fait une journée de maternelle. Et avec six ans et demi d'écart, elle voyait aussi Gladys commencer à manger autre chose. Et à l'école, eh bien Ingrid faisait des échanges. Nous, nous lui donnions des fruits frais, des fruits séchés et hop, elle les échangeait contre autre chose. Ça, nous l'avons su bien après.

Effectivement, il y a eu beaucoup moins de rigidité – si le terme peut être employé – même si Gladys le vivait très très bien. Elle ne s'est jamais plainte là-dessus. Voilà !

Merci Chantal. C'est un très beau témoignage.

Interview de Gladys Dargère sur la naissance de ses enfants

Alors, que veux-tu que je te raconte, John ?

Raconte-nous comment se sont passées les naissances de tes trois enfants.

Pour Melvin (l'aîné), il était sûr que je n'allais ni à la clinique ni à l'hôpital ; ça, c'était certain, mais j'ai hésité à aller accoucher dans l'eau quand même. Donc nous sommes allés visiter la clinique de Pithiviers, mais quand la sage-femme a commencé à me dire que j'aurai une perfusion dans le bras au cas où il y aurait un souci, là j'ai fait « hop hop hop ! Au secours, ce n'est pas du tout ce que je veux ! » Donc là, je me suis dit : « Ce sera à la maison ». Nous habitions à Rennes où j'ai trouvé une sage-femme qui faisait les accouchements à domicile, donc c'était nickel.

Par contre, à ce moment, je travaillais dans un salon de coiffure ; ça se passait hyper mal, la patronne était odieuse. J'étais hyper stressée, je n'avais pas de pauses, même pas le midi, elle ne me laissait pas de pauses. Il y avait de grosses tensions. Je me rappelle d'une fois où mes grands-parents étaient venus à la maison pour me voir. Ma grand-mère avait fini par appeler le salon vers 14 ou 15 heures en demandant : « Mais Gladys ne rentre pas manger ? » La patronne m'avait alors engueulée en me disant « Mais de quoi je me mêle ! » Ma grand-mère avait dû lui dire « Mais elle est enceinte quand même ». Enfin ça s'était hyper mal passé.

Si bien qu'à une visite, la sage-femme a remarqué que mon col était en train de s'ouvrir, et je n'étais qu'à cinq ou six mois de grossesse. Elle m'a envoyé direct aux urgences, et là, panique à bord ! Dans la voiture, je pleurais, je pleurais, car elle m'avait dit que l'accouchement à la maison, c'était fini, qu'il allait falloir que je reste allongée, que j'aurais les perfusions, etc. Enfin, tout quoi ! Au secours ! Ce n'est pas du tout ce que je voulais. J'ai passé mon temps dans la voiture à pleurer, mais aussi à me dire « Mais non ! Hors de question ! Ce n'est pas possible ! »

Aux urgences, l'interne qui m'a auscultée a été tout de suite rassurant. Pour lui, le col n'était pas ouvert et tout allait bien, mais par contre il me mettait en arrêt de travail au cas où (rires). Et plus personne d'autre n'a jamais constaté que mon col était ouvert, mais je suis quand même restée en arrêt. Je pense que la sage-femme et le médecin étaient de mèche pour m'éloigner du stress du travail, et que c'était un petit cadeau. Et j'ai fini la grossesse à la maison, donc beaucoup plus détendue (rires).

Le jour J, quand les contractions ont commencé, nous avions tout préparé. Mais bon… Il y avait une sage-femme, donc c'était cool. Mes parents ont eu le temps d'arriver. Ils étaient partis de chez eux dès le début des contractions. Il y avait quatre heures de route, et ils sont arrivés direct.

Et puis là, comment ça s'est passé : les contractions étaient hyper rapprochées ; déjà toutes les deux, trois minutes. Vers 3 heures du matin, j'ai dû appeler la sage-femme pour lui dire que les contractions étaient toutes les trois minutes. Elle me dit : « Écoute, il n'y a pas de souci, je me lève, je bois mon café et j'arrive ! » Et finalement, non. Elle est arrivée longtemps après et Melvin avait eu le temps d'arriver. D'un seul coup j'ai perdu les eaux et la tête sortait. Et donc heu, c'était heu….

C'était rapide.

Très rapide, mais après onze heures de contractions quand même.

Ah oui.

Oui (rires). La sortie rapide, mais le travail avait été très long. La sage-femme, ça ne l'affolait absolument pas.

J'avais entendu – mais je ne sais plus si c'était la sage-femme ou maman qui m'avait raconté – qu'une de ses copines avait eu le réflexe d'aller sur les toilettes pour accoucher. Et c'est le premier truc qui m'est venu à l'esprit quand j'ai senti la tête sortir ; je suis allée direct aux toilettes. Et maman me dit : « Oh, non, non ! ». Et je suis repartie m'installer sur le clic-clac déplié juste devant la cheminée.

Là, je me suis allongée en pensant que c'était comme ça que l'on accouchait. Mais je n'étais pas bien du tout, donc je me suis mise debout.

Et (rires) je me rappelle que Laurent (le père de mes enfants) qui était censé aller chercher le médecin qui habitait en face, cherchait ses chaussures partout, car il était pieds nus. Et mon père lui disait : « On s'en fout de tes chaussures, cours chercher le médecin ! », mais Laurent ne réagissait pas, il cherchait ses chaussures. En fait, on s'est retrouvés tous les deux avec papa, car maman était en panique totale, ce qui lui bloquait les mains. Alors, elle les passait sous l'eau pour essayer de les débloquer. C'était le sketch ! Ingrid, qui était dans les escaliers, me regardait. Elle devait avoir 13 ou 14 ans. Elle devait se dire : « Au secours ! C'est quoi ce truc ? » Je reverrai toujours son regard aussi.

Et je me rappelle de papa qui m'a dit : « Ben, je ne savais pas quoi faire, mais nos regards se sont croisés et tu avais l'air tellement sûre de toi, que de toute façon, on y allait quoi ! »

Effectivement, on y est allés et Melvin est sorti très rapidement, cela s'est super bien passé. La sage-femme et le médecin sont arrivés, Melvin était déjà là. Le médecin râlait à cause du manque d'hygiène. Il y avait les affaires de mes parents, il y en avait partout ! Mais heureusement, il n'avait pas vu le chien lécher la tête de Melvin... C'est lui qui l'a nettoyé ! Nous nous sommes dit que s'il avait vu ça, c'était la fin pour nous (rires).

Eh bien écoute, j'ai dû accoucher vers sept heures ou quelque chose comme ça et ensuite, nous avons fait les faire-part. C'était super, c'était cool ! Et là, papa m'a dit : « Bon, eh bien après ce que je viens de faire pour toi, maintenant c'est à ton tour, tu vas me couper les cheveux avant que nous repartions ! » Donc je lui ai coupé les cheveux et ils sont repartis en milieu de journée. Voilà, c'était plutôt bon enfant en fait.

Et après, tout s'est bien passé ?

Oui, oui, tout s'est bien passé. Je l'ai allaité jusqu'à quinze mois. Il n'y a pas eu de soucis particuliers.

Après, j'étais censée retourner travailler, mais j'ai donné ma démission et nous sommes partis travailler à Pôneuf. Nous avons suivi toute la formation de naturopathie. Nous aidions papa et maman et en échange ils nous hébergeaient.

Et deux ans après, nous avons remis ça. C'est Melvin, dans le bain, qui me dit en regardant mon ventre : « Il y a un bébé là-dedans ! » « Mais non, il n'y a pas de bébé ! » lui ai-je répondu. Et en fait, si. Il y avait un bébé. (Rires)

Ils sont trop forts les enfants !

Nous venions juste d'arriver à l'île de la Réunion et je devais aller signer un contrat de coiffeuse dans un salon, mais comme Melvin venait juste de me dire ça, j'avais un doute. Je suis donc allée faire un test de grossesse avant d'aller signer le contrat. Et effectivement le test était positif. Là, je me suis dit : « Ah, non ! Je ne recommence pas ! Je ne signe pas de contrat, je vis ma grossesse et je me mets en congé parental après ! »

La galère a été de trouver une sage-femme à domicile, car il n'y en a pas à la Réunion. Nous étions hébergés chez le père de Laurent et pour lui, il était hors de question d'accoucher chez lui. Il est dans le milieu médical. Il nous croyait vraiment dans une secte. Enfin !... C'était du n'importe quoi. Il y avait donc un peu de tension. Il fallait absolument que l'on trouve une maison pour ne plus être hébergés chez lui. J'aurais aimé avoir une sage-femme, mais là, pour le coup, nous n'avions personne. J'avais entendu parler de matrones qui aidaient les femmes pour l'accouchement à la Réunion. J'ai donc cherché une matrone, mais je n'ai pas trouvé. Je me suis dit que si nous nous étions débrouillés avec le premier, nous y arriverions aussi avec le deuxième. Cela a été une grosse préparation psychologique, car sachant que tu es toute seule, tu n'as pas droit à l'erreur. Je me suis préparée physiquement et mentalement. Il est clair qu'il faut être prête mentalement, car tu sais que la naissance c'est toi, et personne ne pourra rien faire pour toi s'il se passe quoi que ce soit. Donc il faut y aller, mais bon, vous l'avez vécu !

La grossesse s'est super bien passée et nous avons trouvé une maison peu de temps avant l'accouchement (un ou deux mois avant). Et finalement, nous avons des amis qui sont venus m'aider le jour J. Ils ne sont pas du tout du milieu médical. Ils tiennent des magasins de diététique sur l'île. Elle avait accouché de trois enfants et suivait la formation de naturopathie. Ils n'avaient aucune expérience dans le domaine de la naissance à part leurs trois accouchements, mais ils m'ont dit : « Si tu veux, nous serons là ». Dans le même temps, j'avais rencontré le médecin du village qui avait travaillé en Afrique et avait aidé sa femme à accoucher à la maison. Il m'avait raconté les accouchements des Africaines dans l'eau, dans la mer, etc. Je me suis dit : « C'est ce que je veux, je veux faire mon truc tranquille ! » Mais il ne voulait absolument pas m'accompagner dans ce projet.

Quand les contractions ont commencé à être très rapprochées, je lui ai téléphoné en me disant qu'avec un peu de chance le bébé allait arriver quand il serait là. Mais sa réponse a été : « Ouh là là ! Dépêche-toi, va à la clinique ! Dans une demi-heure il est là ! » J'ai hésité quand même à ce moment. Je me suis dit : « Une demi-heure, juste le temps d'y aller, j'accouche là-bas et puis je repars… Cela me ferait quand même une petite sécurité. » Mais non ! Zut ! Je n'avais pas envie du tout d'y aller. Eh bien heureusement que je n'y suis pas allée, car sa demi-heure a été plutôt longue puisque j'ai accouché dans l'après-midi alors que je l'avais appelé le matin. J'ai su qu'il m'avait dit cela pour me faire partir à la clinique puisque le lendemain lorsque je suis allée le voir avec Mathis, il m'a demandé si « la demi-heure n'avait pas été trop longue ». Je lui ai alors dit que je n'étais pas allée à la clinique, et sa réaction a été immédiate : « Quoi ? Non, mais tu exagères ! »

Non… Le travail s'est très bien passé. Nous avons énormément ri. Je me rappelle qu'à un moment, du liquide amniotique a été projeté et a atterri sur le nez de ma copine. Nous nous sommes tous mis à rire, mais j'essayais de retrouver très vite mon sérieux, car Mathis arrivait et j'avais peur qu'elle ne l'attrape pas tellement elle riait. Mais tout s'est bien passé.

Par contre, je pense qu'au fond de moi j'avais envie de vivre cette expérience de la clinique puisqu'après la naissance de Mathis, le placenta n'étant toujours pas sorti. Nous avons appelé le médecin de garde qui, après m'avoir auscultée, m'a dit qu'il ne savait pas comment faire pour le placenta, et qu'il m'envoyait à la clinique. Et je me suis dit : « Pourquoi pas ? Cela me fera une expérience ! » L'ambulance est venue me chercher et m'a emmenée à la clinique. À mon arrivée, toutes les sages-femmes m'ont fait une haie d'honneur : je passais, allongée sur mon brancard, et elles me disaient : « Bravo, bravo ! » Elles pensaient que j'avais accouché à la maison par accident. Elles ont voulu prendre Mathis pour lui faire des soins, mais Laurent leur a dit : « Non, non, c'est moi qui le prends ! » Elles ont été très surprises. Et il l'a suivi partout pour voir quels soins on lui faisait. Je me suis retrouvée dans une pièce à part pour l'expulsion du placenta et là, la sage-femme a changé complètement de comportement. Elle a été odieuse. Je l'ai entendue dire à un médecin : « Regardez : premier accouchement à la maison, deuxième accouchement à la maison ! ». Alors là, elle est venue m'appuyer sur le ventre pour expulser le placenta et elle me faisait mal. Je lui ai dit d'arrêter, car elle me faisait mal, et sa réponse a été : « Vous êtes capable d'accoucher toute seule, vous avez supporté plus, c'est comme ça ! » Enfin, elle était odieuse !... Après l'expulsion du placenta, je leur ai dit que je voulais rentrer chez moi, mais elles me disaient que mon mari préférait que je reste ici pour me reposer. J'insistais pour rentrer avec mon bébé, car je ne voulais pas rester là. En même temps, elles tenaient le discours inverse à Laurent, en lui disant que je voulais rester là pour me reposer. Et puis finalement, comme j'étais fatiguée, j'ai accepté de dormir à la clinique. Mais par contre, personne n'a touché à Mathis ! Il a dormi sur moi. Dès que quelqu'un rentrait dans la chambre pour lui, je disais que tout allait bien. Le lendemain, ça a été toute une histoire pour leur signer une décharge pour repartir. Ils avaient du mal à lâcher. Après ça, je me suis dit : « Plus jamais la clinique, c'est bon, je connais maintenant ! ».

Donc pour Isia, nous nous sommes encore plus préparés, et résultat, quand elle est née : tout s'est très bien passé. Par contre, avec elle, les choses ont été un peu différentes : quinze jours avant sa naissance, j'ai eu une nuit de travail. Huit heures, avec des contractions toutes les trois minutes. Une copine était venue pour une raison assez particulière. Elle avait une trentaine d'années et n'avait pas d'enfant, car elle appréhendait vraiment l'accouchement suite à un film qu'elle avait vu et qui l'avait traumatisée. Je l'avais donc invitée à venir voir comment cela se passait réellement. Nous avons passé une nuit blanche à faire un puzzle toutes les deux. Et vers cinq heures du matin, je me suis dit : « Mais au fait, je vais accoucher et je n'ai rien préparé ! Rien pour éponger, ni pour couper le cordon, rien de rien ! » Eh bien, quand j'ai réalisé ça, les contractions se sont arrêtées net. Je n'en ai plus eu pendant quinze jours. C'est incroyable, non ? Quand j'ai réalisé ça, tout a été coupé.

Tu sais, j'adore être enceinte et je savais que ce serait ma dernière grossesse, aussi je voulais en profiter au maximum et j'avais un peu de mal à lâcher Isia. Donc, j'ai commencé à avoir des contractions le vendredi et je n'ai accouché que dans la nuit de dimanche à lundi ! Ç'a été super long. Cette nuit-là, j'ai senti qu'un liquide coulait entre mes jambes. J'ai prévenu Laurent que j'étais en train de perdre les eaux, et j'ai averti nos amis qui voulaient assister à l'accouchement. Il y avait encore ce couple d'amis dont la femme est pharmacienne. Je suis allée dans ma salle de bains, et là je me suis rendu compte que je perdais du sang. Je me suis mise dans la baignoire et je me rinçais avec le pommeau de douche. Je ne comprenais pas : le sang c'est la joie, je ne manque pas de joie quand même. Et puis Isia est née, tout s'est très bien passé, sans souci particulier. Je me suis tout de même posé la question de cette perte de sang. Ma copine m'a dit qu'il lui était arrivé la même chose pour son troisième accouchement. Mais elle ne me l'a dit qu'après, j'aurais préféré qu'elle me le dise avant ! (Rires) Enfin, tout s'est bien passé.

Et puis c'était trop drôle après : Laurent l'a mesurée, pesée, car nous ne voulions appeler personne, nous voulions nous débrouiller de A à Z. Mais bon, ces mesures étaient très approximatives et très rigolotes, car il se pesait avec, il se pesait sans, et pour finir, il ne savait plus (Rires).

Et moi pendant ce temps, je marchais en attendant l'expulsion du placenta qui est sorti peu de temps après. Je me promenais avec ma bassine et le montrais à mes amis, il fallait vérifier s'il était entier, mais comment on sait s'il est entier, nous ? Je l'ai mis au congélateur pour le montrer à une sage-femme plus tard et ensuite tout le monde est allé se coucher. Il était trois heures du matin. Je me suis couchée avec mon bébé en me disant que c'était bizarre, car il n'y avait rien d'officiel, j'avais un peu accouché clandestinement. Et la galère a commencé après justement.

Personne n'a voulu déclarer mon bébé… puisque personne n'était présent à l'accouchement, ce qui signifiait que cet enfant n'existait pas. Quand tu viens de passer quarante-huit heures de travail, tu as un peu les nerfs à vif… Et que l'on te dise que ton enfant, c'est comme s'il n'était pas né, tu ne le prends pas très très bien… Ni la sage-femme, ni le médecin que j'ai appelé n'ont voulu, car ils n'étaient pas là au moment de l'accouchement. Je ne me souviens même plus qui l'a déclarée. Finalement, personne ne voulait en prendre la responsabilité. Un truc hallucinant pour moi !

Et voilà, pour mes trois accouchements.

Mais j'ai une bonne nouvelle : je suis de nouveau enceinte et très heureuse.

Eh bien, je te félicite pour cette nouvelle aventure. Et comment le vois-tu ce prochain accouchement ?

À la maison. Mais après, tu vois, c'est une autre appréhension. Je me dis : « la quarantaine qui approche, comment ça va se passer ? ». Mais j'ai confiance.

Je te remercie beaucoup pour ce beau témoignage.

PS : Gladys a depuis accouché d'un très beau garçon à la maison et sans aucun problème.

CHAPITRE 2

RENCONTRE AVEC LA
NATUROPATHIE

Victor n'a que trois semaines, et dort dans une petite pièce à côté de la salle de cours. Chantal et Philippe Dargère, nous ont très gentiment mis à disposition cette pièce, pour qu'Anne puisse allaiter Victor tranquillement et qu'il dorme sans être dérangé, pendant que nous suivons nos premiers cours de naturopathie. Quelle révélation pour moi ! Je découvre toute une facette de la physiologie humaine que je n'avais jamais abordée en école d'infirmier. Les premiers cours sont essentiellement basés sur la façon de s'alimenter en fonction de notre tube digestif. Je décide donc, avec l'accord d'Anne, de tester sur moi cette nouvelle manière de nous nourrir. Si après quelques mois le résultat est positif, elle commencera à son tour. Comme elle allaite, nous ne voulons prendre aucun risque pour elle et Victor.

Je commence donc à me nourrir avec une alimentation spécifique au tube digestif de l'être humain. Comment expliquer par de simples mots, à vous, amis lecteurs, les bienfaits que j'en ressens, et cela au bout d'une seule semaine déjà ? Je pense que le seul moyen pour comprendre ces bienfaits, c'est de les vivre soi-même. Aucune explication aussi *claire soit-elle ne peut remplacer l'expérimentation. Vous dire qu'au bout d'une semaine, j'avais l'impression que mon cerveau sortait de la brume, et que je n'avais jamais eu les idées aussi claires de ma vie, ne vous apporterait rien de plus, sans que vous-même ne tentiez l'expérience.*

Victor, à l'époque, souffrait de constipation qui lui donnait de terribles maux de ventre, alors qu'il n'était nourri qu'au lait maternel. Sur les conseils de Philippe, Anne à modifier légèrement sa façon de se nourrir, et tous les problèmes de Victor ont disparu. Puis les résultats étant tellement probants pour moi, Anne s'est plongée aussi dans cette nouvelle alimentation.

Bien sûr, la perte de poids qui a suivi, seize kilogrammes chacun, a fait peur à tous nos proches. Mais, au fur et à mesure que nous apprenions de nouvelles techniques en naturopathie, et que nous les intégrions à notre nouvelle manière de vivre, nous avons commencé à reprendre du poids.

Avec tous ces changements physiques, c'est aussi une nouvelle philosophie de vie qui peu à peu s'est imposée à nous. Et, là aussi, développer cette nouvelle façon de voir la vie serait inutile ; nous sommes tous différents et avons tous une conception différente de celle-ci. Mais ce travail sur notre plan physique, nous a amenés vers une nouvelle manière de penser que je qualifierai de « POSITIVE ATTITUDE » pour reprendre une expression d'un ancien Premier ministre. Mais cela ne suffisait pas à Anne.

Dans le même temps, elle s'est inscrite à une formation de « conseillère en hygiène et éducation périnatales » à l'école de naturopathie. Je ne suivais pas cette formation, mais faisais fréquemment des irruptions plus ou moins longues en salle de cours, pour amener Victor au sein de sa maman. Cette formation, telle que je l'ai perçue, propose des ponts entre l'accouchement naturel et l'accouchement hypermédicalisé.

Elle propose une formidable synthèse entre de très nombreuses techniques qui sont présentées aux futurs parents. Mais c'est aussi l'occasion de rencontrer et de discuter avec des intervenants de différents horizons, mais avec un même objectif : « Le bien-être du futur bébé et de ses parents ».

J'ai décidé, pour ma part, de ne vous parler que de deux intervenants, qui ont été très importants pour notre future démarche ; mais je n'oublie pas les autres qui sont tout aussi intéressants dans leurs propos. Je n'oublie pas, non plus, Philippe qui depuis cette première année de naturopathie est devenu un fidèle ami, et qui orchestrait cette formation de main de maître.

L'intervention de Mme Prono-Treille Geneviève, représentant l'association « Césarine », fut capitale pour Anne. Cette association accompagne les mamans ayant subi une césarienne ou les futures mamans devant accoucher par césarienne programmée. Mais surtout, elle porte un formidable message pour toutes ces femmes privées d'un accouchement par voie naturelle : « C'EST POSSIBLE ! » Un AVAC est possible, contrairement à ce qu'en disent les allopathes. Pour Anne ce message est porteur de plein d'espoir.

Cette formation nous permet de faire une autre rencontre capitale pour nous, celle du Dr Max Ploquin.

Cher Max, dès cette rencontre, l'impression de retrouver un ami, un vieux frère est celle qui domine chez moi.

Max est gynécologue accoucheur. Dans son ancienne clinique Montaigne à Châteauroux, il a pratiqué des dizaines de milliers d'accouchements, avec un taux de césarienne extrêmement bas (contrairement aux 20 % de la médecine officielle). Max ne pratique plus les accouchements, mais propose des formations pour les sages-femmes, les futurs parents et tous ceux qui s'intéressent à la naissance de près ou de loin.

Pour Anne et moi, il est clair que pour un nouvel enfant, nous aborderons la préconception, la conception, la grossesse, l'accouchement et l'accueil de cet enfant d'une tout autre façon.

Les témoignages de Chantal et Gladys Dargère, que vous avez pu lire, nous donnent un avant-goût de ce que nous aimerions vivre nous aussi.

Merci à vous deux pour ces témoignages et pour l'honneur que vous nous faites en partageant notre amitié.

Nous avions maintenant, un aperçu de ce que nous voulions vivre pour notre prochain enfant, même si le challenge pour nous s'avérait un peu plus dur à mettre en place, car n'oublions pas qu'il s'agira d'un accouchement vaginal après césarienne, ce dont les obstétriciens et les sages-femmes ont une peur bleue.

Nous commencions donc à avoir de bons outils dans les mains pour cette prochaine grossesse, et surtout, nous pensions avoir le temps de bien nous y préparer. Mais parfois, la vie nous réserve de drôles de surprises...

CHAPITRE 3

L'ANNONCE D'UN NOUVEL ENFANT

Par une belle journée de printemps, je roule tranquillement sur une route de Sologne. Nous sommes en fin de matinée. Victor dort paisiblement à l'arrière de la voiture dans son siège auto. Le soleil perce à travers les arbres et ramène un scintillement enchanteur à la végétation alentour. Pour permettre à mon fils de prolonger un peu sa sieste, je décide de me promener sur les petites routes secondaires. J'admire la flore en plein renouveau et je me sens envahie d'une immense joie. Tout à coup, une image m'apparaît. Une vision. Je me retrouve plongée dans notre salle à manger et une scène inattendue défile devant mes yeux. Je vois Victor courir autour de notre grande table rectangulaire. Je le vois rire aux éclats. De ce rire si propre aux enfants. Un rire naturel, un rire sans retenue, un rire qui vous remplit les poumons et provoque une onde vibratoire dans tout votre corps ; un rire qui inonde souvent les parents d'un immense bonheur, celui de voir son enfant en plein épanouissement. Mais dans cette vision, Victor n'est pas seul. Une petite fille court derrière lui. Elle est plus jeune que Victor qui est plus âgé qu'il ne l'est aujourd'hui. Je comprends alors que cette vision m'annonce un bonheur à venir. Un mot me vient très clairement à l'esprit. Un prénom : Amélie. Oui, vous avez compris ;

c'est une petite âme qui vient d'entrer en contact avec moi. Celle de mon futur enfant. Le deuxième. Des larmes coulent le long de mes joues. Quel bonheur ! Je passe le reste de la journée à attendre le retour de John. J'ai hâte de lui raconter ce que je viens de vivre. Puis, petit à petit, au fil des semaines cette vision s'estompe. Je la laisse dans un coin de ma mémoire.

Nous parlons de temps en temps avec John du désir d'avoir un deuxième enfant, mais pour moi, il est trop tôt. Je souhaite prendre encore un peu de temps. Jusqu'à l'hiver… Le temps de bien mettre en place l'hygiène nécessaire (selon les préceptes de la naturopathie bien sûr) pour se préparer à la conception d'un deuxième enfant. En fait, mon mental souhaitait que tout soit parfait, car un enfant est fait au départ de deux cellules ; une de la maman et une du papa. Plus ces deux cellules sont saines, plus l'enfant à venir sera sain. Mais voilà, la petite âme qui était entrée en contact avec moi au mois de mars décida trois mois plus tard que nos cellules, à John et moi-même, étaient bien assez saines pour elle !

Eh oui ! On ne peut pas contrôler le vivant. Certains mystères nous dépassent et le mieux est d'ACCEPTER. Et c'est bien cette petite âme qui me donna envie par une belle matinée d'été de m'unir à John. Et cette union fut fabuleuse. Union de nos corps physiques évidemment, mais pour moi avec la conscience que quelque chose de bien plus grand et qui me dépassait complètement se jouait là. Mes cellules étaient en effervescence. Elles exprimaient la joie de cette nouvelle incarnation qui se faisait jour. J'étais prise d'une pulsion de vie qui me submergeait totalement, un bain d'amour. Mais tout de suite après cette union sacrée, mon mental a vite repris le dessus. L'idée de ne pas contrôler la situation me faisait terriblement peur.

Je savais pourquoi je cherchais tellement dans ma vie à tout contrôler par le biais de mon corps mental. En effet, en appliquant la naturopathie sur moi-même, des souvenirs de ma vie fœtale étaient remontés à la surface. Je n'étais pas bien dans le ventre de ma maman. Je me sentais constamment oppressée. J'avais le sentiment de ne pas être à ma place. Ce sentiment s'est prolongé, d'ailleurs, tout au long de mon existence. Jusqu'à ma rencontre avec la naturopathie. Jusqu'à ce que j'aie enfin des clés pour travailler sur moi-même, parce que j'étais enfin prête.

Suite à la réminiscence de ces souvenirs désagréables de ma vie fœtale, j'ai souhaité interroger mon père (ma maman étant décédée douze ans auparavant). Un mois avant la conception de mon deuxième enfant, j'ai appris que mes grands-parents maternels vivaient sous le même toit que mes parents pendant que ma mère me portait dans son ventre. Les relations entre mes parents et ma grand-mère étaient un peu tendues. Ceci altéra les relations entre mes propres parents. L'idée d'un divorce fut même évoquée. Mon père m'a affirmé qu'il avait la sensation d'étouffer tellement l'atmosphère était lourde en famille. Je suis née avec trois semaines d'avance. Je fis bronchite sifflante sur bronchite sifflante et un terrain asthmatique fut très vite diagnostiqué. J'exprimais la sensation d'étouffement de mes parents.

À ma naissance, maman a décidé de ne pas m'allaiter. Vous comprenez à présent mon désir farouche d'allaiter Victor ! Pour maman, m'allaiter semblait trop contraignant. En retour, ma colère envers elle et son refus de me donner son lait, symbole même pour moi de son amour, a été si vive que j'ai décidé de ne pas prendre le lait maternisé qu'on me proposait. Je ne prenais pas de poids. Les médecins n'ont pas voulu me laisser sortir de la maternité. Maman est sortie, elle, voulant reprendre rapidement son activité professionnelle. Je suis restée seule à la maternité pendant quinze jours. J'étais à la charge de personnes qui m'étaient complètement étrangères. Sans autonomie, à part celle de mes fonctions vitales, je ne pouvais exprimer mes peurs et mon besoin vital d'amour et de chaleur humaine. J'aurais souhaité que l'on me prenne dans les bras, que l'on me berce, que l'on me parle comme à une personne, que l'on me dise que j'étais belle pour me sentir acceptée, pour me sentir aimée…

Dans la pouponnière où je me trouvais, il y avait sur l'un des murs une pendule qui égrainait les secondes. Tic, tac, tic, tac, tic, tac… J'écoutais incessamment ce bruit régulier. Le seul repère auquel j'étais capable de me raccrocher. Et je répétais dans ma petite tête comme une litanie, comme un mantra me permettant de capter le minimum d'énergie nécessaire pour rester en vie : « Maman va venir me chercher, maman va venir me chercher… tic, tac, tic, tac… ».

Toute ma vie a été conditionnée par ces quinze jours de survie. J'étais très craintive, très introvertie, plus que timide. Le monde extérieur me faisait peur. J'éprouvais énormément de difficultés à m'adapter. Lorsque je suis née, j'ai dû tenir le coup coûte que coûte pour survivre. Il était hors de question, par la suite, de se laisser porter, de lâcher prise et d'accepter de plonger dans l'inconnu. Pour moi, lâcher prise c'était mourir. Voilà le message que j'avais imprimé dès mon arrivée sur Terre. C'est pour cette raison que j'ai refusé de voir, ce fameux jour du mois de juillet, que mon union avec John avait porté ses fruits. Ce n'est pas l'idée d'un deuxième enfant qui me terrorisait, ce n'est pas cette petite âme qui était entrée en contact avec moi trois mois auparavant que je rejetais. C'est simplement l'idée de n'avoir pu choisir moi-même le moment. Je n'avais pu, cette fois-ci, égrainer les secondes de l'horloge jusqu'au moment qui me semblait le plus opportun. Je n'avais pu imprimer aux événements mon propre rythme oubliant en raison du traumatisme de mon enfance que le rythme c'est la vie et que nous sommes en continuelle adaptation. Tout était à réapprendre, à réinventer.

Eh oui ! Cette petite âme était à peine à l'esquisse première de sa vie qu'elle me proposait déjà matière à évoluer. Il s'agissait de mon deuxième enfant. Elle serait la cadette de la fratrie, tout comme moi, après mon frère aîné. Amélie et moi nous sommes donc très liées. Cette petite âme me demandait de lâcher prise, d'accepter cette nouvelle grossesse et de la vivre pleinement du mieux que je pouvais… Quel beau cadeau ! Merci Amélie !

Je continuais donc de vivre au quotidien. Lâcher prise et s'abandonner pleinement dans une grossesse prématurée (moi qui suis née prématurée). Lâcher prise et être en harmonie et à l'écoute de son enfant (alors qu'étant fœtus, maman était très peu consciente de ma présence). Lâcher prise et s'abandonner, enfin, pour permettre à cet enfant de naître le plus naturellement du monde par voie basse (alors que j'ai été « abandonnée » pendant quinze jours par ma maman dès les premiers instants de ma vie, et que mon premier enfant est né par césarienne programmée de surcroît). Quel beau challenge !

CHAPITRE 3

L'ANNONCE D'UN NOUVEL ENFANT

Nous voilà, maintenant, bien ancrés dans notre nouvelle façon de vivre, basée sur la naturopathie. Peut-être avez-vous déjà remarqué, amis lecteurs, que dès que nous pensons avoir trouvé un rythme ou des habitudes qui nous conviennent ; il arrive toujours un événement, un imprévu qui vient tout remettre en question. C'est le petit pied de nez que la vie vient nous faire ; comme pour nous dire que rien n'est jamais acquis, et qu'il faut sans cesse remettre son ouvrage sur l'établi.

Pour nous, les journées se suivent et se ressemblent : exercices de biokinésie le matin et le soir, notre alimentation spécifique ponctuant la journée en trois à quatre pauses et nos activités annexes : jardinage, bricolage, cours de biokinésie donné par Anne tous les mardis soir dans la salle des fêtes du village, mon activité d'infirmier, nos premières consultations de naturopathie et quelques massages. Des journées bien remplies, mais qui nous donnaient un sentiment de bien-être et une grande satisfaction. Ajouté à cela, tous les moments partagés avec Victor, qui nous comblait de ses sourires. Bref, c'était le bonheur ! Je ne veux pas dire que ce qui nous attendait par la suite ne serait pas du bonheur, bien au contraire. Il est parfois des petites choses que l'on n'avait pas prévues, et qui viennent pimenter un peu la vie, mais toujours dans le bon sens, en tout cas pour nous. Mais laissez-moi, plutôt, vous raconter tout cela.

Il aura suffi d'une fois, une seule petite fois, où l'on ne sait pas consciemment pourquoi les choses ne se déroulent pas comme d'habitude. Un petit rien, mais qui vous fait prendre de grands virages dans la vie. Mi-juin 2007, Anne et moi avons une étreinte passionnée et pour une fois, « sans protection ». Juste cette fois-ci, alors que nous pensions prendre encore un peu de temps pour nous préparer à accueillir une nouvelle petite âme. Il aura suffi d'une fois pour que celle-ci en décide autrement, et nous juge parfaitement prêts pour son arrivée.

Je me demande encore aujourd'hui, quelle part a bien pu prendre cette petite âme, dans le fait que nous n'ayons pas mis de protection, mais je suis convaincu qu'elle y a contribué. Cette étreinte était d'une portée phénoménale, bien au-delà du plaisir physique ou mental que nous connaissions. Elle était d'une portée spirituelle, et j'ai vraiment ressenti la présence de cette petite âme. Je me rappelle très bien, voir Anne se diriger vers la salle de bains, après nos ébats et m'être dit : « Toi, ma petite, tu es enceinte et tu ne le sais pas encore ! Et c'est encore un petit garçon, ce sera un petit Louis ». Bien sûr, il est facile de dire tout cela après coup, mais, amis lecteurs, je ne cherche pas à convaincre qui que ce soit, je ne délivre que ce que j'ai vécu et ressenti à l'époque.

Pour moi les choses étaient claires, nous allions avoir un nouvel enfant à la maison, mais Anne voyait cela différemment. Elle pensait ne pas être en enceinte, qu'il était encore trop tôt, et que nous ne nous étions pas encore suffisamment préparés pour accueillir une nouvelle petite âme sur cette terre. Je ne lui ai pas fait part de ce qui n'était qu'un sentiment (quoique...) à l'époque.

Et nous continuons notre petit train de vie, les jours succédant aux jours, les semaines aux semaines, mais toujours dans la joie et la bonne humeur. Oui, il y a encore, quelques fois, des journées plus tendues au travail ou entre nous, mais jamais rien de bien inquiétant.

À la mi-juillet, un matin, Victor, se redresse au milieu de son unique tétée de la journée et dit à sa mère : « Fini les tétées ! ». Et voilà comment il s'est sevré ; d'un coup. Étonnement chez Anne, quand, un peu plus tard, il lui déclare : « Il y a un bébé dans le bidou[2] de maman ! ». Ce fut la première grande interrogation pour elle. Et quel formidable ressenti chez les enfants !

Pourquoi faut-il que nous, parents, par nos erreurs d'éducation, leur fassions perdre cette intuition naturelle pour des choses beaucoup plus rationnelles ? Mais ceci est un autre débat. Anne se pose quand même des questions, mais reste finalement assez sûre d'elle-même : elle n'est pas en enceinte.

Début août, nous revoilà à Pôneuf, à l'école de naturopathie, pour le séminaire d'été d'une semaine, où chaque jour, des intervenants extérieurs viennent faire une ou plusieurs conférences, les après-midi. Les matins étant réservés à divers ateliers.

Nous nous retrouvons Anne et moi à un atelier chant avec une dizaine d'autres personnes. Emmanuelle, une amie naturopathe, anime cet atelier. Nous y prenons tous beaucoup de plaisir, et une communion entre nous et tout ce qui nous entoure s'établit naturellement pendant les chants. À la fin de la séance, chacun à notre tour, nous parlons de ce que nous avons ressenti à travers ces chants. Beaucoup d'émotions sont exprimées, et, déjà, quelques larmes sont lâchées par quelques-uns. Quand arrive le moment d'Anne, ce qu'elle nous fait partager ne laisse personne de glace. Nous versons tous une

---

[2] Ventre en poitevin

petite larme ; discrète pour certains, et énorme pour d'autres. Elle a senti pendant tout le temps du chant la présence d'une petite âme avec elle. Celle-ci s'est fait sentir si fortement à Anne, qu'elles sont entrées en résonance toutes les deux. Et Anne a pu prendre contact avec l'âme du futur enfant qu'elle allait mettre au monde. Cette dernière lui a fait percevoir sa venue future, dans le corps d'une petite fille et qu'elle s'appellerait Amélie. Nous avons tous partagé ce moment de bonheur intense pour Anne, et j'ai pu lui faire partager mon ressenti lors de cette fameuse étreinte « sans protection ».

Anne est sûre de deux choses : la première, c'est que ce futur enfant sera une fille qui s'appellera Amélie (et ce n'est pas la première fois qu'elle rentre en contact avec elle) ; la deuxième (quoiqu'un peu moins sûre d'elle maintenant) est qu'elle pense toujours ne pas être enceinte. Elle commence malgré tout à faire confiance à mon ressenti et à se demander si elle n'est pas trop dans le mental elle-même. De toute façon, nous verrons bien ce que la vie nous réserve comme bonne surprise.

Le deuxième événement marquant pour nous à ce séminaire est notre rencontre avec Patrick Le Berre. Patrick a mis au point une méthode de massage et une méthode de modification de champs de conscience, mais je lui laisserai le soin de se présenter et de présenter son activité un peu plus loin dans ce livre. Il est venu faire deux conférences à ce séminaire, et je dois dire que tout l'auditoire a été captivé par ce qu'il exposait. Nous n'avions pas pu rester jusqu'à la fin de sa deuxième conférence, car il commençait à être tard pour Victor.

À notre arrivée le lendemain, nous l'avons retrouvé en train de dédicacer ses livres. Nous nous approchons donc pour qu'il dédicace ceux que nous lui avions achetés. La première chose qui m'a frappé chez Patrick, c'est son regard. Un regard qui semble vous traverser, qui semble deviner tout ce qui se cache en vous, et qui, de fait, arrive à vous mettre même mal à l'aise. En tout cas, c'est ce qui s'est passé pour moi.

C'est un ressenti qui donne l'envie de le fuir, mais dès que l'on s'écarte, une autre envie de revenir vers lui s'impose aussitôt. Pour un premier contact, mes impressions restaient donc très contradictoires. Quand je l'ai vu un peu plus tard en grande discussion avec Anne, j'étais plutôt sceptique quant à nos futures relations.

Je ne vais pas développer ce qu'ils se sont dit à ce moment, je pense qu'Anne s'en est déjà acquittée de son côté. Grâce à elle, nous allions pouvoir garder le contact avec Patrick, malgré cette impression de mal-être que je ressentais en sa présence. Quand nous avons pu partager nos impressions avec Anne, le soir même, je n'ai pas su ou pu exprimer ce que j'avais ressenti. C'était tellement contradictoire et bizarre, que je n'arrivais pas à trouver les mots justes, à prendre assez de recul pour faire le point sur ce que j'avais perçu. Ce n'est que maintenant alors que j'écris ces lignes et que Patrick est devenu un très grand ami, que j'arrive vraiment à mettre des mots sur ce ressenti envers lui.

Je me dois, donc, de vous remercier, amis lecteurs, car c'est grâce à vous et à ce livre que je vous prépare, que je progresse encore dans la compréhension de mon être intérieur si complexe. Mais revenons à nos moutons... Le séminaire étant terminé, Anne, Victor et moi reprenons la route de la maison avec une joie et une confiance dans la vie encore plus grande.

Quelques jours après notre retour, Anne m'annonce qu'elle a ses règles, et donc, qu'elle ne peut pas être enceinte. Je ne dirais pas qu'elle avait un air triomphant, mais elle avait l'air assez satisfaite de cet état. « Cause toujours, tu es enceinte et tu ne veux pas encore l'admettre », me suis-je dit, cette fois-ci. Quelque temps après, j'achetais un test de grossesse en pharmacie, qui cette fois, je l'espérais, allait trancher la question une bonne fois pour toutes. Je savais, en tant qu'infirmier, qu'une femme enceinte pouvait avoir de fausses règles, aussi, faisant confiance à mon intuition, j'étais assez *serein quant au résultat de ce test. Anne sort des toilettes avec le test à la main, et m'annonce qu'effectivement, elle est enceinte. Grand moment de bonheur, que nous avons partagé tous les trois, à ce moment-là.*

Puisque la vie avait voulu que ce soit le moment, ils ne nous restaient plus qu'à nous préparer tous les trois pour cet accouchement que nous voulions le plus naturel possible et à la maison.

CHAPITRE 4

LA GROSSESSE

Je continuais donc de vivre au quotidien, sans entendre que la vie grandissait en moi. Les signes étaient pourtant clairs. Mon fils Victor ne cessait de me dire que j'avais un bébé dans le ventre.

Début août, nous sommes partis tous les trois en famille (ou plutôt tous les quatre) en Poitou-Charentes pour le séminaire d'été de l'école de naturopathie Philippe Dargère. Nous avons passé notre examen de deuxième année et assisté aux conférences et ateliers proposés pendant la semaine du séminaire. Ce fut d'une richesse incommensurable ! Riche en rencontres et en expériences de vie.

Premièrement, je tiens à parler d'une rencontre des plus merveilleuses pour moi et mon futur enfant. Mais pour cela nous remontons le temps un mois auparavant. Début juillet me vient une vision. Je me vois arriver à Pôneuf au séminaire d'été début août. Et là, une heureuse surprise m'attend. Thierry, un élève de l'école qui n'avait suivi l'enseignement que la première année, est là devant moi. J'en suis très heureuse ! En arrivant effectivement au séminaire d'été, je m'attends donc à des retrouvailles. Elles furent de taille.

Deux jours après le début du séminaire, un ancien chercheur du CEA (Commissariat à l'énergie atomique) se présente pour nous parler de sa nouvelle activité en tant que « passeur d'âme » et de son projet, « Objectif Bien-Être ». Patrick Le Berre tel est son nom, démarre son exposé. Immédiatement, je suis prise d'une drôle de sensation. Toutes les cellules de mon corps se mettent à vibrer et je m'aperçois simultanément que Patrick ressemble beaucoup physiquement à Thierry. Le timbre de sa voix est presque identique et la façon de mouvoir ses mains lorsqu'il parle est similaire. Je suis très troublée. Troublée de ne pouvoir donner une explication rationnelle à ce que je viens de vivre. Le hasard (mais je sais depuis que le hasard n'existe pas) me donne la possibilité de parler d'âme à âme avec Patrick avant son départ. Lui-même avait ressenti qu'il serait amené à discuter avec mon compagnon ou moi-même avant de partir. « Nous sommes en résonance d'un point de vue vibratoire », m'annonce-t-il. Je ne comprends pas très bien ce qu'il m'explique. Son langage scientifique est un peu hermétique pour moi. Mais je lui annonce que je compte bien, prochainement, lui rendre visite chez lui pour expérimenter une séance en état modifié de conscience. Patrick en prend bien note.

Une autre expérience riche de sens m'attend pendant ce séminaire d'été. Tous les matins, des élèves volontaires de l'école proposent des ateliers sur différentes thématiques. Ce matin-là, nous décidons, avec John, d'expérimenter un atelier de chant proposé par Emmanuelle, une élève de l'est de la France. Elle pratique depuis six ans maintenant. Nous sommes un petit groupe. C'est idéal.

Après un échauffement de nos voix, nous entamons des mantras. Je sens petit à petit l'énergie monter au sein de notre groupe. Je sens une chaleur très douce au sein de mon ventre. Je me sens bien. Éprise d'une immense joie. Une joie que j'ai envie de crier à la Terre entière. Je chante de plus en plus fort. Et tout à coup, je prends conscience. Je prends conscience que je ne suis pas seule à chanter. Lisez bien ! Ma voix n'est plus simplement ma propre voix. Elle est mêlée à une voix très douce, très enfantine, et que je définirais de « céleste ». Une sensation parcourt mon corps. Celle ressentie lorsqu'Amélie prit contact avec moi cette fameuse journée du mois de mars.

Eh oui, c'est Amélie ! C'est elle qui m'accompagne dans ce chant divin. Elle est heureuse d'être à mes côtés, de pouvoir partager cet instant. Un moment très furtif où sa maman lâche enfin son mental et entrouvre une porte vers des énergies subtiles. Amélie s'engouffre dans la brèche pour m'annoncer qu'elle est là, près de moi, et qu'une esquisse de son corps physique vit déjà au creux de mon ventre. Le mantra s'arrête. Je suis très troublée. Heureuse. Emmanuelle nous demande de partager ce que nous venons de vivre.

Quand vient mon tour, j'explique pudiquement ce que je viens de vivre. John est à côté de moi. Il me prend la main pour m'accompagner. Je pleure à chaudes larmes. Tout le groupe est transporté par notre joie et notre émotion. Merci à tout le groupe pour ce moment de grâce. Merci à Amélie surtout.

Comment, après un tel moment de communion avec cette petite âme, refuser d'admettre que son corps physique était en train de grandir en moi ? Et pourtant. Pour mon mental, cette petite âme continuait de prendre contact avec moi, de faire connaissance en vue d'une future incarnation. Je suis rentrée du stage de naturopathie gonflée d'énergie, mais la conscience aussi peu ouverte qu'auparavant par rapport à la vie.

Fin septembre pourtant, je doute. Je m'interroge. Je sens enfin mon corps se transformer. Certainement simplement parce que je l'accepte enfin. Une amie naturopathe, Christelle Dejoie, est de passage chez nous juste à ce moment. Je décide de faire un test de grossesse que John avait acheté. Il est positif. Je l'annonce à John et à Victor. Ils sont heureux tous les deux, mais pas surpris. Ils savent depuis longtemps. Ils sont heureux surtout de voir que j'ouvre enfin les yeux. Christelle n'est pas là à ce moment précis. Lorsqu'elle rentre le soir nous lui annonçons la nouvelle. Je vois encore aujourd'hui sa réaction. Je la vois bondir de sa chaise, transportée par la joie de cette nouvelle et nous serrer très fort tous les quatre contre son cœur. Cette petite âme qui m'habite doit certainement être aux anges. Enfin acceptée par tous, surtout par sa maman.

La vie suit son cours. Je continue de donner des consultations de naturopathie et des cours de biokinésie (exercices physiques physiologiques tels que nous les préconisons en naturopathie). Je suis également beaucoup plus vigilante quant à mon hygiène de vie.

Je respectais déjà l'alimentation spécifique au tube digestif de l'homme bien avant d'apprendre l'heureux événement, la naturopathie étant devenue ma philosophie de vie. À présent, je ne m'autorise des escapades gourmandes que le dimanche. Je poursuis mes monodiètes tous les lundis. Comme j'y suis habituée, cela ne pose aucun problème même étant enceinte. Le danger existe si la femme enceinte procède à des cures de détoxination trop strictes. Tout dépend, en fait, du tempérament de la personne. Et si la future mère a des humeurs (sang, lymphe, sérum extracellulaire et sérum intracellulaire) très chargées en toxines, ces dernières peuvent passer vers le bébé. Je respecte également très scrupuleusement la cure de revitalisation qui suit toute cure de détoxination. Sur le plan physique, je pratique la biokinésie tous les jours et par le plus grand des « hasards » (Albert Einstein disait : « Le hasard c'est Dieu qui voyage incognito ») j'avais décidé au mois de juin (juste avant d'être enceinte) d'appliquer la méthode naturopathique pour me débarrasser de ma double scoliose. Tous les matins, je me lève à six heures trente pour pouvoir faire mes exercices de biokinésie (pour réaligner ma colonne) en conscience avant que Victor ne se lève.

En ce qui concerne la troisième technique majeure utilisée en naturopathie, c'est-à-dire l'hydrologie, c'est un peu plus difficile. Nous n'avons pas de baignoire. Je fais très attention à l'eau que je bois. Elle est filtrée et revitalisée. Comment ? Grâce à un système de revitalisation de l'eau, Aqualustral®. Lorsque nous avons mis le système en place à la maison, Victor et moi-même n'avons pas arrêté de nous moucher pendant trois semaines. Ce sont les cruches Aqualustral® qui nous ont permis de détoxiner autant. Je termine toujours ma douche chaude par le passage d'un jet d'eau froide sur les jambes pour favoriser le retour veineux.

C'est incroyable comme je vis mieux d'ailleurs ma deuxième grossesse grâce à la naturopathie. Lorsque je portais Victor, j'avais eu de très fortes nausées les trois premiers mois au point de perdre quatre kilos, je me suis retrouvée au lit avec une grippe à la fin du troisième trimestre, j'avais régulièrement des problèmes digestifs et des problèmes de retour veineux au point de porter des mi-bas de contention. En portant ce deuxième enfant deux ans et demi plus tard tout est beaucoup plus facile. Je prends aussi des bains de pieds. Je continue à pratiquer les douches rectales quand c'est nécessaire, étant donné que je suis en début de grossesse. À éviter évidemment après le quatrième ou cinquième mois de grossesse suivant le cas.

Enfin, pour me relaxer j'écoute régulièrement de la musique douce et des CD de relaxation. Je chante également souvent. J'aurais aimé pratiquer le chant prénatal, mais rien n'est proposé dans ce domaine au cœur de la Sologne.

Début octobre, la vie me demande de lever le pied encore davantage pour le bien de mon enfant et de moi-même. Je me réveille au beau milieu de la nuit suite à des pertes. Je m'en vais vérifier pensant qu'il s'agit de pertes blanches. Non. C'est bel et bien du sang et j'en perds en quantité relativement abondante. Je retourne me coucher et je me rendors pensant qu'il ne sert à rien de s'inquiéter maintenant. Il vaut mieux dormir pour se régénérer. Le lendemain matin, j'en parle à John. Il n'est pas très attentif à ce que je lui dis. John vient de créer sa propre entreprise pour vendre des produits bio sur les marchés de Sologne. Il lui tient à cœur d'amener les produits issus de l'agriculture biologique directement aux gens et en même temps de gérer sa propre entreprise.

Étant inquiète, je me rends l'après-midi même à Romorantin-Lanthenay pour consulter un gynécologue. Celui-ci m'examine et procède ensuite à une échographie. Je suis assez réticente sachant que les ondes sont très nocives pour le bébé. Je finis par accepter… par peur. Chose incroyable, en faisant une erreur de manipulation le gynécologue perd toutes les données de l'échographie. Il me demande d'accepter d'en faire une deuxième. Chose plus incroyable encore, j'accepte ! Ce sont mes peurs qui me dictent ma conduite en cet instant. Je prends conscience du processus qui s'était mis en place lors de la naissance de mon premier enfant, Victor. C'est bel et bien la peur qui m'a permis d'accepter une césarienne. À partir du moment où vous êtes dans vos peurs, tout peut basculer. Je pense que de nombreux allopathes, médecins gynécologues, infirmiers, sages-femmes pensent faire au mieux à chaque instant pour le bien de l'enfant et de sa maman ; mais ils sont dans leurs peurs. Ils s'inscrivent dans un système sécurisé qui applique des protocoles de façon unilatérale. Si vous êtes, vous aussi dans vos peurs vous attirez le pire. C'est une loi universelle. La loi d'attraction. La peur attire la peur, la violence la violence. Mais l'amour attire l'amour. La confiance en la vie attire la vie. Alors, soyez dans la vie et l'amour. Ayez confiance en la vie, elle vous le rendra !

Après cette deuxième échographie, le gynécologue m'annonce que tout va bien. Le placenta est simplement placé un peu bas. Il me conseille d'arrêter toute activité physique pendant quinze jours et de me reposer. La conclusion que je tire de cette mésaventure est qu'il me reste encore beaucoup de toxines à éliminer. En effet, lorsqu'il y a beaucoup de toxines dans les intestins, ces dernières peuvent traverser la paroi intestinale et venir se loger dans l'utérus. La présence de toxines dans l'utérus peut entraîner une implantation plus basse de l'œuf fécondé.

Heureusement, les conséquences pour moi et mon bébé ont été bénignes. Certaines femmes se retrouvent avec un cerclage et des consignes d'alitement strictes dès le début de la grossesse. Voire même pire. Pour ma part, je sais ce qu'il me reste à faire. Redoubler de prudence quant à mon hygiène de vie.

Quelques semaines plus tard, je me rends, comme à mon habitude, au marché de Romorantin-Lanthenay. Au moment de me garer, je laisse passer un camion et je lis le nom du transporteur : « Le Berre ». Immédiatement, je me fais la réflexion suivante : « Tiens, c'est drôle ! C'est le nom de l'ancien ingénieur du CEA que j'ai vu cet été à Pôneuf, à l'école de naturopathie ! ».

Trois jours plus tard, je repasse au même endroit et je croise à nouveau un camion du même transporteur. Je m'interroge et me dis que ce n'est peut-être plus le fruit du hasard. Dix jours plus tard, je rejoins John au marché de Bracieux et lorsque je m'apprête à traverser la route, un camion klaxonne pour m'empêcher de traverser. Je suis saisie de surprise et le nom du transporteur passe devant moi : « Groupe Le Berre ». Je suis rentrée à la maison, j'ai décroché mon téléphone pour prendre rendez-vous avec Patrick pour une expansion de conscience (avant de prendre le prochain camion Le Berre en pleine figure).

C'est par une matinée du mois de novembre que je suis arrivée chez Patrick à Azay-le-Rideau. Il m'attendait devant sa maison, les bras grands ouverts.

J'étais très décontenancée. Il ne me connaissait pas et pourtant, il semblait accueillir une amie de trente ans. Cette journée m'amena à une ouverture de conscience que je n'aurais jamais pu imaginer. J'eus droit, tout d'abord, à un massage d'au moins trois heures visant à me débarrasser de carapaces émotionnelles endossées durant mon enfance et m'enfermant dans différentes limitations. Patrick en profita pour pratiquer la chirurgie énergétique au niveau de la cicatrice de la césarienne. C'est incroyable ! J'avais la sensation qu'il recousait mon corps vital à cet endroit !

Au déjeuner, je me sentais déjà plus légère.

Patrick me fit découvrir les mandalas peints à l'aquarelle par son épouse, Élisabeth. L'un d'eux attira mon attention. Il représentait une personne volant librement dans les airs. C'était là, l'un de mes plus grands rêves. Voler, ressentir le vent frôler tout mon corps et me sentir totalement libre. L'après-midi même, en expansion de conscience, je pus expérimenter ce vol libre ! Je remontais différents plans de conscience et me retrouvais au milieu d'un magnifique pré vert, d'un vert difficile à définir. Les couleurs sur d'autres plans de conscience n'ont rien à voir avec ce que nous connaissons sur Terre. Aucun peintre, fut-il considéré comme habité du plus grand génie, du plus grand talent, ne pourrait reproduire ce que nous percevons sur d'autres plans. Nous pouvons qualifier ces couleurs de « célestes ». Admirant ce magnifique pré vert, je vis une jeune femme s'avancer devant moi. J'eus l'impression de me retrouver face à une sœur jumelle. Évidemment, ici-bas sur Terre, je n'ai aucune sœur. Juste un grand frère que je salue.

Cette jeune femme était en réalité une âme sœur, très heureuse de me retrouver. C'était Amélie, eh oui ! Cette petite âme prête à s'incarner dans le corps de l'enfant que je portais. Et Amélie, ce jour-là, m'offrit un fabuleux voyage ! Je vis un colibri se placer juste au-dessus de ma tête et m'inviter à voler à ses côtés. Nous volions de plus en plus haut, au point d'apercevoir la Terre en dessous de nous. À un moment donné, je pris conscience que ce colibri, eh bien, c'était moi ! Je tournais en cercle au-dessus de notre belle planète et je répandais les plumes de mon petit corps comme une myriade de touches irisées multicolores partout dans l'atmosphère. Ces petites touches lumineuses venaient se déposer tout en douceur sur le sol de notre vieille planète. J'entendis la voix de Patrick m'accompagner, passeur d'âme qu'il est : « Eh oui ! Vous ensemencez la Terre de la joie, oui. Car le colibri est l'emblème de la joie. Il est votre attribut, Anne ! ». Oui, c'était cela. Je ressentais une immense joie. La joie des retrouvailles avec des petites âmes présentes sur d'autres plans de conscience, mais invisibles pour moi depuis fort longtemps. Depuis le jour où, par peur, par souffrance et surtout par colère, je décidai de fermer la porte à une multitude d'autres mondes. Je me suis reconnectée, ce jour-là, à tout le vivant.

Comprenant que tout est interdépendant, que rien n'est séparé et que de me faire du mal à moi-même en restant dans mes limitations avait des conséquences sur l'univers tout entier. Nous portons tous l'étincelle divine dans notre cœur et notre devoir est de la laisser s'exprimer pleinement sur cette Terre. Ce fut une véritable renaissance.

Je pris conscience, également, ce jour du mois de novembre, que l'homme qui était à mes côtés et qui m'accompagnait si merveilleusement, était aussi une petite âme que je connaissais déjà et que je retrouvais.

Eh oui ! Patrick et moi-même sommes des âmes sœurs. Des petites âmes qui ont choisi de se retrouver dans l'incarnation. Je pris conscience qu'au fil de nos différentes vies nous donnons rendez-vous à des âmes de notre famille. Nous balisons notre chemin de vie de merveilleuses retrouvailles ! Hum... Que la vie est belle !

D'autres expansions de conscience suivront durant ma grossesse. Toutes plus belles les unes que les autres. Trois autres en tout. Patrick me proposa même de se déplacer à mon domicile pour les deux dernières. Quel bonheur de se sentir autant choyée alors que l'on porte la vie en soi ! Ces expansions me permirent de comprendre certaines lois de l'incarnation, de prendre conscience encore davantage des limitations que je portais, pour m'en libérer et permettre à l'enfant qui grandissait en moi de s'épanouir pleinement et selon sa propre couleur d'âme. En effet, elles me permirent de mieux connaître la petite âme que j'accueillais dans mon sein pour l'aider à grandir selon ce qu'elle est réellement et selon ce qu'elle est venue chercher dans l'incarnation. John a également vécu plusieurs expansions de conscience avec le concours de Patrick.

Au mois de novembre, je pris contact avec Sophie Delorme, cette ostéopathe installée à Orléans qui nous avait permis de vivre la naissance de Victor comme nous la désirions tous les trois. Je demandais à Sophie, si elle était d'accord pour m'accompagner au moment de mon accouchement. Sophie me répondit immédiatement : « Mais c'est un honneur ! ». Formidable ! pensais-je. Il y aurait Victor et John de présents et maintenant Sophie !

Sophie vint nous rendre visite chez nous au cœur de la Sologne, durant ce mois de novembre. Elle nous fit une séance d'ostéopathie à tous les trois. Elle examina ma colonne vertébrale et conclut que ma double scoliose était devenue pratiquement invisible. L'hygiène naturopathique mise en place spécifiquement pour cette déviation de ma colonne depuis presque six mois avait porté ses fruits !

Au mois de janvier 2008, une autre aventure nous attend. Patrick Le Berre, passeur d'âme, nous avait parlé lors de sa conférence à l'école de naturopathie, d'un centre de bain situé à Auxerre. Le centre de bain Aqua-Prima®. Les anciennes civilisations et plus particulièrement celle de la période de l'Antiquité connaissaient les bienfaits de l'eau revitalisée par les pluies d'orage. Le centre Aqua-Prima®, sous la direction de Joëlle Henry, a repris les travaux du Dr Rodolphe Lavinay, inspiré lui-même des anciennes civilisations, pour permettre à tout un chacun de baigner dans une eau régénérante pour nos cellules.

Me voici dans cette eau revitalisée. La sensation est douce. L'eau est à 37 °C. La baignoire est installée dans une toute petite pièce. On se croirait dans un cocon tout bleu. L'eau commence à remplir la baignoire et la lumière s'éteint. Je me détends. Je me laisse bercer. L'enfant que je porte profite également de ce moment de détente. Soudain, je me sens immergée par cette eau. J'ai la sensation d'être totalement entourée d'une eau à la température du corps. Des sensations me viennent. La sensation de me sentir à l'étroit. Une lumière apparaît également. Une lueur rouge avec des parties plus jaunes. Je suis entourée d'une eau rouge irisée de jaune. C'est très curieux. Une sensation désagréable me vient. Une angoisse. Mais le bain se termine déjà. La baignoire se vide, la lumière se rallume. Je m'allonge un moment en salle de repos. Quel drôle de voyage !

Pendant le retour à mon domicile, je repense à ce bain si étrange. Et là, je comprends ! C'est une régression que je viens de vivre. C'est le ressenti de ma vie fœtale qui est alors remonté à la surface. Je comprends l'importance de bien vivre ma grossesse ; de me détendre le plus possible pour permettre au bébé de s'épanouir pleinement. Je comprends à quel point le fœtus imprime tout ce qu'il vit, et ses toutes premières expériences avec ses cinq sens lui serviront tout au long de son existence. Tout ce qu'il imprime dans ses tout premiers moments de vie va donner sens à toute son existence. Le temps est venu pour moi de lâcher prise encore davantage pour vivre cette grossesse dans la plénitude totale.

En ce début d'année, je reprends contact également avec le Dr Max Ploquin, ce gynécologue-obstétricien de Châteauroux, qui m'avait transmis tellement de connaissances sur la naissance lors de ma formation de « Conseiller en Hygiène et Éducation périnatales ». J'espérais que Max puisse m'accompagner pour l'accouchement à domicile. Il déclina cette invitation, attendant sa réinstallation professionnelle. Par contre, il nous proposa à John et moi-même de suivre un de ses stages sur l'haptonomie et l'accouchement sans douleur, histoire de se rafraîchir la mémoire sur ces différentes pratiques et d'échanger avec les autres participants. Je ne regrette vraiment pas ce stage, car nous allons y rencontrer un couple charmant, Sandrine et Denis Ramage. Et le bébé que porte Sandrine à ce moment sera ma future filleule. Ève !

Max Ploquin nous propose de faire des séances individuelles une fois par mois pendant deux, trois heures. Et tout cet accompagnement nous a été gracieusement offert par cet homme hors du commun. Je n'oublierai jamais l'amour, la bienveillance et la générosité de cet homme ! Merci Max. Merci, merci, merci !

Je navigue tranquillement jusqu'au jour de l'accouchement entre séances de massage et expansions de conscience avec Patrick, bains Aqua-Prima®, séances d'haptonomie et d'accouchement sans douleur chez Max avec pratique assidue à la maison pour John, le bébé et moi-même.

Au mois de février, Patrick me propose aussi un nouvel outil. Des cassettes audio spécifiques à la naissance provenant de l'Institut Monroe aux États-Unis. J'y découvre des visualisations sur la grossesse, sur la naissance... J'ai droit aussi aux enregistrements Monroe spécifiques à la douleur. Ils sont basés sur la technique de l'hypnose.

Un autre bain Aqua-Prima® me fait prendre conscience du travail qu'il me reste à faire au niveau du souffle pour être totalement prête à l'accouchement. L'haptonomie nous fait également vivre des moments très forts en famille tellement la communication avec le bébé est puissante. Une expansion de conscience avec l'accompagnement de Patrick me donnera des informations sur ce que cette petite âme a prévu dans son plan de vol dans sa future vie.

Tout ce travail, sur fond d'hygiène naturopathique bien sûr, me permet d'être profondément en lien avec la petite âme que je m'apprête à accueillir.

CHAPITRE 4

LA GROSSESSE

Pour beaucoup de couples, la préparation à l'accouchement consiste à suivre les cours que donnent les sages-femmes ; cours suivis, dans la plupart des cas, par les futures mamans uniquement. Pour avoir suivi ces cours avec Anne, ensemble, avant la naissance de Victor, nous savions que cela ne suffirait pas pour l'accouchement que nous voulions vivre. Nous avons donc mis en application toutes les techniques naturopathiques que nous connaissions, plus d'autres techniques que nous avons découvertes pendant cette grossesse. Je ne vais pas, pour ma part, vous faire un déroulement chronologique de celle-ci, car après deux ans, je ne saurais dire dans quel ordre ces techniques sont intervenues, mais je vais les aborder les unes après les autres, en vous demandant, amis lecteurs, de pardonner mon manque de mémoire.

Pour commencer, nous possédions un outil que nous avions déjà mis en place. Je parle, bien sûr, de notre hygiène de vie naturopathique, qui nous avait déjà tant apporté. En rajoutant à celle-ci tout ce qu'Anne avait appris pendant sa formation de Conseillère en hygiène et éducation périnatales, nous possédions les meilleurs atouts que la vie a pu mettre entre nos mains. Tout ceci basé sur les quatre hygiènes de naturopathie. À savoir, dans un premier temps, l'hygiène alimentaire ; c'est-à-dire, une alimentation spécifique au tube digestif de l'être humain, adaptée à la femme enceinte. Une hygiène émonctorielle, afin de garder nos portes de sortie (les émonctoires), bien ouvertes et d'éliminer au mieux les toxines de notre corps. La biokinésie, avec la gymnastique des organes, et l'hydrologie trouvent là toutes leurs places. Une hygiène musculaire basée essentiellement sur la biokinésie et des activités de plein air, avec des exercices un peu plus spécifiques à la femme enceinte. Pour la petite histoire, Anne souffrait d'une double scoliose depuis son adolescence, qu'elle a complètement éliminée en six mois, grâce à des exercices adaptés et à toute l'hygiène de vie qu'elle a appliquée chaque jour pendant cette grossesse. Et enfin, la quatrième, l'hygiène nerveuse, basée sur des techniques de relaxation, de méditation et surtout sur un bon sommeil réparateur. Victor, du haut de ses deux ans, pratiquait, avec sa maman, dès qu'il était réveillé, les exercices de biokinésie. Pour ma part, je suivais aussi son hygiène de vie pour l'accompagner au mieux. J'ai bien conscience, chers amis lecteurs, que ce que je viens d'écrire fait un peu catalogue, du moins, c'est le reproche qu'Anne me fait en relisant cette partie. Aussi, la suite devrait retrouver une configuration moins « La Redoute », mais plus dans le ton de ce livre, en tout cas, je l'espère.

Reprenons donc. Début octobre, je commençais une nouvelle activité professionnelle, et passais 20 % de mon temps partiel, à la maison de retraite, où j'avais de plus en plus de mal à assumer ma fonction d'infirmier. Je me trouvais en pleine incohérence entre ma philosophie de vie et mon rôle en tant qu'infirmier auprès des personnes âgées. Je commençais donc à vendre des produits bio sur les marchés de la région. Je m'en sentais beaucoup mieux, en tout cas avec moins d'états d'âme. Et c'est sur un de ces marchés, où Anne et Victor étaient venus me rejoindre, qu'une importante décision fut prise dans le suivi de grossesse, et bien au-delà.

Victor, voulant voir une grosse maison de l'autre côté de la rue, entraîna sa maman avec lui pour se rapprocher. Arrivés sur le trottoir, avant de traverser, un camion qui arrivait klaxonne et fait sursauter Anne, qui en levant la tête lit sur la remorque de ce camion : « Transport LE BERRE ». Tiens, ce nom ne vous rappelle-t-il pas, comme à moi, quelqu'un. C'était la troisième fois qu'Anne avait sous le nez un camion de ce transporteur. Il était temps pour elle de prendre un rendez-vous chez Patrick avant de se faire renverser ou percuter par un camion de transport LE BERRE. Anne partit une journée entière chez Patrick. Elle allait se faire masser le matin et pratiquer une modification de champ de conscience l'après-midi. Je lui laisse le soin, si elle en a envie, de vous raconter en détail cette journée. En tout cas, en rentrant ce soir-là, elle était ravie et encore plus sereine dans notre démarche.

Elle avait pris contact avec la petite âme qui souhaitait rejoindre notre famille. C'était une future petite fille qui s'appellerait Amélie. Ce qu'Anne me rapportait semblait si fort que je mis mon intuition de côté (me disant que c'était un garçon), et décidais de lui faire confiance. Va donc, pour une petite Amélie ! Garçon ou fille, peu m'importait. J'étais tellement content d'être à nouveau papa. Il ne me restait plus qu'à prendre un rendez-vous à mon tour chez Patrick.

Et là aussi, amis lecteurs vous raconter en détail cette formidable expérience ne vous apporterait rien de plus. C'est quelque chose que l'on ne peut pas relater, il faut tout simplement le vivre. Ce que je peux vous dire, c'est que, pour ma part, le massage a été pratiqué par Élisabeth, l'épouse de Patrick, et que j'ai eu le sentiment de retrouver encore une très vieille connaissance. Puis l'après-midi, c'est avec Patrick que j'ai expérimenté une modification de champ de conscience. Cette première expérience a été tellement forte, que les trois ou quatre séances que j'ai pu faire par la suite (toujours avec Patrick) m'ont laissé comme un goût d'insatisfaction dans la *bouche. Pour Anne, les trois séances qu'elle pratiquera ensuite seront de la même intensité que la première. Il devenait de plus en plus évident pour nous que Patrick devait être là pour l'accouchement. Et c'est avec beaucoup de joie pour nous tous que Patrick a accepté de nous suivre jusqu'au bout de cette expérience. En plus de ces expériences, Patrick nous fit découvrir les bienfaits d'une autre facette de l'hydrologie, une technique majeure en naturopathie, ne l'oublions pas.*

Lorsque nous l'avons rencontré au séminaire d'été, il faisait aussi la promotion de cruches pour revitaliser l'eau. Ces cruches par un système de flash (reproduisant la lumière des éclairs lors des orages) donnent une vitalité à l'eau se trouvant à l'intérieur. Nous en avons donc acheté un lot de deux pour tester cette eau. La première cruche émet le flash et la deuxième garde l'eau déjà flashée. Cette eau revitalisée émet une vibration (ou un rayonnement) dans un rayon de deux cents mètres autour de son récipient. À peine installé à la maison, et voilà qu'Anne et Victor se mettent à détoxiner par les poumons, pendant trois semaines pour elle et deux semaines pour Victor. Étonnant, n'est-ce pas ! Pour ma part, pas de réactions de détoxination, mais est-ce un bien ou pas, je ne le sais toujours pas ?

Mais l'entreprise qui fabrique ces cruches va encore plus loin. Elle a réussi à trouver un moyen pour chauffer l'eau à 37 °C sans qu'elle perde ses qualités, et propose des bains de cette eau à Auxerre. Nous prenons donc un rendez-vous pour nous trois, et hop, en voiture. Anne fera le voyage, allongée sur la banquette arrière, et nous passerons la nuit dans un gîte des environs. À notre arrivée à Aqua-Prima®, nous sommes accueillis par Joëlle, la patronne. Quelle magnifique personne que la vie nous a permis encore une fois de rencontrer ! Elle nous explique la procédure pour les bains qui durent 30 minutes. Victor commence son bain, et je reste avec lui dans la cabine. Il a des jouets avec lui, donc tout va bien. Anne est déjà dans son bain depuis un quart d'heure. Elle n'est pas encore ressortie de sa cabine que Victor veut sortir du bain, car ça lui gratte trop la tête me dit-il. À peine un quart d'heure dans cette eau, et il faut le sortir, mais qu'est-ce que c'est que ça ? Joëlle me fait tout de suite remarquer que le visage de Victor a changé, que ces os crâniens ont légèrement bougé. Et je ne peux, ma foi, qu'abonder dans son sens.

Arrive donc mon tour de faire trempette, que va-t-il m'arriver ? Je ne suis pas vraiment inquiet, car j'ai vu Anne ressortir, et elle était aux anges. Elle est montée en modification de champs de conscience et a encore dialogué avec cette petite âme que nous nous apprêtons à accueillir. Pour ma part cette eau « magique » va agir sur mon plan physique. Je ne ressens que détente et fourmillements bénéfiques. En fait, cette eau va agir essentiellement sur le plan qui en a le plus besoin, que ce soit physique, émotionnel, mental ou spirituel.

Anne n'en a ressenti que des bienfaits. Nous y reviendrons encore une fois avant l'accouchement, et Victor restera tout le temps du bain cette fois. Anne et moi vivrons encore des moments merveilleux dans cette eau. Victor, grâce à son premier bain Aqua-Prima®, aura eu une séance d'ostéopathie sans thérapeute.

Je crois qu'il est temps maintenant de vous parler de notre ostéopathe.

Un mois avant la naissance de Victor, Anne avait pris rendez-vous chez une ostéopathe dont elle avait entendu parler à la Leche League. Elle fit donc la connaissance de Sophie. Pour ma part, je la rencontrais trois semaines après la naissance de Victor. Je ne vais pas vous raconter ce qu'elle nous a permis de vivre, car Anne l'a déjà fait. Non, moi je vais vous parler de Sophie. Dans sa pratique elle s'occupe surtout des femmes enceintes et des enfants, du nourrisson aux adolescents. Et ce qui se passe entre elle et les bébés est surprenant. Elle arrive à communiquer avec eux. Eh oui ! Vous avez bien lu ; elle leur parle, et les bébés lui répondent. Du coup, ce n'est plus elle qui dirige la séance, mais l'enfant lui-même à travers Sophie. Il est assez courant, dans son cabinet, que des parents venus pour leurs se retrouvent sur la table à la place du bébé. Celui-ci ayant fait comprendre à Sophie que maman ou papa ou les deux en avaient plus besoin que lui-même. Lors de notre première séance, une femme gynécologue-obstétricienne était avec elle pour la guider dans sa pratique. Le courant entre Sophie et nous est passé immédiatement, et c'est encore une belle histoire d'amitié qui a commencé dès le premier rendez-vous. Il était donc logique que Sophie s'occupe d'Anne pendant sa grossesse. C'est ce qui s'est passé, et c'est chez nous que Sophie est venue pour faire une seule et unique séance. Une séance durant laquelle Victor et moi, nous sommes retrouvés aussi sur la table de massage. Sophie, à cette époque, commençait à intervenir dans des maternités et son plus grand souhait était de pouvoir suivre une maman pendant l'accouchement. La vie nous faisait un petit signe, et il apparut comme une évidence que Sophie devait être présente pour l'accouchement. La préparation à celui-ci se déroulait bien, les différentes techniques apportaient leurs bienfaits chaque jour. Parmi toutes les techniques, s'il en est une qui pour moi a été importante, c'est bien celle du Dr Max Ploquin.

Je vous ai déjà raconté comment nous avions rencontré Max, et cette impression de nous retrouver alors que nous ne nous étions jamais rencontrés. C'est donc, tout naturellement, qu'Anne lui a écrit pour lui demander des conseils pour l'accouchement. Sa réponse ne se fit pas attendre, et alla bien au-delà de ce que nous espérions. Max ne se proposait pas seulement de nous conseiller, mais il nous invitait gracieusement à participer à ses formations en haptonomie à Châteauroux, et nous proposait de nous recevoir chez lui pour des consultations de préparation à l'accouchement. Sacré

Max ! S'il est une qualité qui devrait le définir, je dirai sans l'ombre d'une hésitation ; la générosité. C'est cela qui caractérise Max ; le cœur sur la main, et en même temps un puits de science qui s'intéresse à tout, avec une modestie incroyable, surtout lorsque l'on connaît un peu son chemin de vie.

Nous sommes allés à ses formations deux fois, et deux ou trois fois chez lui, pour qu'il nous explique encore plus facilement l'haptonomie. Tous les jours, nous avons appliqué les exercices de Max. Et quel bonheur pour un futur papa que de sentir son enfant dans ses mains et jouer avec lui ! Oui, vous avez bien lu ! Jouer avec lui avant sa naissance. Vous jugerez par vous-même des bénéfices que l'on peut tirer de l'haptonomie pendant un accouchement, un peu plus loin dans ce livre. Mais je crois qu'il est temps maintenant de laisser la parole à mon grand ami, le Docteur Max Ploquin.

LA NAISSANCE DE LOUIS

Anne et John me demandent de leur écrire quelques mots concernant l'aventure qu'ils viennent de vivre : la naissance par voie basse de leur deuxième enfant Louis (alors que le premier, Victor, était né par césarienne) ce qu'on appelle communément, une AVAC, c'est-à-dire un accouchement vaginal après césarienne.

Les confrères gynécologues-obstétriciens ne voient pas d'un très bon œil une naissance par voie vaginale après une intervention césarienne. Et pourtant, mon maître de thèse (et l'ensemble des professeurs de médecine) admettait cela comme acceptable (en milieu médicalisé) si un écart, d'au moins deux ans, séparait les deux naissances ; je ne me souviens plus s'il avait fait allusion au mode de césariennes en cause… Mais je pense qu'il pensait aux césariennes non pratiquées en urgence, donc pour laquelle l'incision n'était pas « corporéale ». (Ces incisions qui permettaient de faire naître l'enfant rapidement – indispensable en cas d'urgence compte tenu du mode anesthésique de l'époque – assuraient une cicatrisation, semble-t-il insuffisante, dans certains cas, pour résister aux contractions puissantes d'un accouchement ultérieur).

Cependant, cette naissance serait presque banale si elle ne s'était pratiquée… à domicile !

…

98

Anne était préalablement enceinte d'un bébé en « présentation du siège », et dit la maman, « dont la tête à huit mois de gestation serait apparue au confrère gynécologue, aussi grosse que s'il avait neuf mois ! ». Ce qui aurait justifié une césarienne, bien qu'Anne présentât un bassin aux dimensions bien supérieures à la normale (scanner).

. . .

J'ignorais qu'Anne avait fait le choix d'accoucher à domicile. Je me demande d'ailleurs si ce choix ne lui est pas venu progressivement, au fur et à mesure que se rapprochait la date de l'accouchement !

Anne et John avaient participé à deux préparations intensives à la naissance :

L'une peu de temps après la naissance de Victor par césarienne ; elle n'était pas alors enceinte.

L'autre alors qu'elle était enceinte pour la deuxième fois.

Cette préparation me semble à la fois simple, naturelle et complète, globale (largement complétée par le riche enseignement de la naturopathie qu'avaient suivi Anne et John à Pôneuf chez Chantal et Philippe Dargère).

On peut la résumer ainsi :

Comment la maman peut-elle retrouver une pleine confiance en elle ? Retrouver la confiance dans ses possibilités de mettre elle-même son bébé au monde et vaincre ce doute constant après une naissance par césarienne : « En suis-je capable ? » Comment retrouver facilement son instinct primal de faire naître son enfant, de le faire sortir de ses « entrailles » ? Comment retrouver ce réflexe archaïque d'« éjection » comme le nomment les Anglo-Saxons ? Et puis bébé connaît son chemin, on le sait, mais comment, en cas de difficultés, l'aider à le trouver, en tous les cas à ne pas le perturber ? Certes, l'accompagnement en haptonomie va répondre en partie à cela, en apprenant à rentrer en contact avec bébé, à répondre à ses appels tant de la part de la mère que du père. Et puis c'est agréable d'accompagner les contractions utérines par des berceuses, debout ou accroupie. Cette position accroupie est verticale ; elle est tellement importante pour que bébé naisse plus facilement, plus naturellement en s'aidant simplement de la pesanteur ! Et puis en se réappropriant ces moyens simples, naturels et personnels de mieux « sentir » son corps, et en se prolongeant avec les contractions utérines et son bébé, on peut laisser s'ouvrir largement son bassin, son giron, son périnée, on facilite ainsi la rotation, la descente, la naissance de bébé... Et puis, si on n'y arrive pas, si on est dépassé par les contractions trop violentes, eh bien, on peut provisoirement quitter l'haptonomie. Il reste toujours les exercices respiratoires et autres de l'ASD[3] auxquels on peut faire appel (si le besoin est urgent) et qui peuvent éviter la mise en place de la péridurale.

Mais je savais aussi qu'Anne et John s'étaient parfaitement préparés aussi en utilisant au mieux la naturopathie à laquelle ils étaient en train de se former. Et de cela, j'en connaissais l'importance :

... Si la médecine classique, allopathique, utilisait à bon escient simplement les bases de la naturopathie (l'hygiène de vie et les règles d'hygiène alimentaire qu'elle préconise), les citoyens échapperaient à beaucoup de problèmes de santé, voire à des problèmes « médicaux ».

---

[3] Accouchement sans douleur

Il faut que vous sachiez, que de 1955 à 1959, en « remplacement » de nombreux médecins, puis de 1959 à 1964, installé en milieu rural avec Nicole Boyeldieu-Ploquin – alors ma femme et sage-femme (SF) – j'avais une bonne expérience d'AAD[4], et d'ailleurs j'ai toujours été favorable à l'AAD, si l'accompagnement de cet AAD est fait par une sage-femme expérimentée, et si le lieu de naissance n'est pas trop éloigné d'un service hospitalier !

L'AAD permet à la mère de très vite retrouver son réflexe primal archaïque, d'être dans ses meilleures conditions pour retrouver ses marques et se sentir bien ; la naissance à la maison donne une plénitude à l'expression maternelle et favorise la naissance physiologique de son enfant.

Lors de mon « exercice rural » (à l'époque à Saint-Denis-de-Jouhet, petit village de l'Indre) si j'avais quelques doutes à un moment quelconque quant au déroulement de l'accouchement, j'avais tout le temps pour amener la maman à la Clinique de La Châtre à dix kilomètres de là, où elle pouvait continuer l'accompagnement de la naissance de son enfant tranquillement et en sécurité.

S'il s'agit d'un AVAC, jusqu'à maintenant pour moi l'idéal était de trouver un lieu, où l'accueil serait le plus chaleureux possible, dans un local le plus proche possible d'une salle où l'on puisse prendre en charge la parturiente, si médicalement le besoin s'en faisait sentir, c'est-à-dire un lieu, parfaitement apte à réaliser à tout moment, une césarienne si cela se révélait nécessaire.

---

4 Accouchement à domicile

À Montaigne, dans notre clinique de Châteauroux, nous disposions d'une petite pièce meublée « comme à la maison » où les mamans pouvaient se « sentir » très vite comme chez elles, être à l'aise. Elles pouvaient rester assises ou accroupies, avec une lumière très atténuée (une lampe de chevet par exemple) avec une ou deux chaises, une petite table, un meuble bas pour s'appuyer, une corde tombant du plafond pour se tenir, si besoin, et où le personnel se faisait très discret.

…

… Mais il y a, sur l'AVAC, beaucoup à dire !

À l'époque, les césariennes d'urgence ne pouvaient s'effectuer que par incision utérine corporéale ; on incisait la face antérieure du corps de l'utérus verticalement et on s'empressait de « sortir » très vite le bébé pour ne pas que ce dernier soit trop anesthésié ! Nous étions tributaires du mode anesthésique (on avait quelques minutes seulement pour éviter une trop grosse charge du produit d'anesthésie chez l'enfant) ce qui n'est plus le cas maintenant avec la péridurale effectuée dans les conditions requises. Or, il était bien connu que la cicatrisation de la masse musculaire utérine (le corps) était plus fragile lors d'un accouchement suivant (même après les deux ans recommandés entre deux grossesses) que celle d'une incision « segmentaire » basse (le segment inférieur de l'utérus est beaucoup moins sensible aux « tiraillements et pressions » des contractions utérines pendant l'accouchement), comme on sait bien le faire actuellement, sous péridurale. Et je pense que dans ces circonstances ; à l'époque, si l'on voulait donner le temps à la mère de tenter une naissance par « voie basse », il était vraiment plus prudent de le faire en toute sécurité et de ne pas accoucher à la maison. Je le répète, ce mode opératoire n'a plus lieu de nos jours.

De plus, il est de même très important de connaître l'indication de la césarienne. Est-ce à cause d'une dystocie de dimension du bassin ? Les diamètres de ce dernier ont-ils été vérifiés par pelvimétrie, au scanner par exemple ? S'agissait-il d'un défaut important de la charnière lombo-sacrée ? Et celle-ci peut-elle être corrigée ? La « présentation » de bébé était-elle dystocique ? S'agissait-il d'une présentation du front ? Ce qui entraîne obligatoirement une césarienne, mais la présentation du deuxième enfant peut être parfaitement normale et la naissance pourrait s'effectuer par voie basse. Enfin, pour « x » raisons, y avait-il une souffrance fœtale, qui peut ne pas se reproduire lors du deuxième accouchement ? L'indication de la césarienne a-t-elle été bien posée ?... n'a-t-elle pas été, disons, un peu « abusive » ? (Actuellement, l'indication de césarienne est presque systématique, en certains lieux, lorsque la maman, primipare, a un enfant en siège, ou lorsqu'il s'agit de jumeaux, etc.)... Cette césarienne n'a-t-elle pas été causée par une situation inhabituelle de stress, ayant entraîné un arrêt de progression du travail, alors qu'aucune dystocie n'existait vraiment ?... Autant de questions à se poser avant de prendre une décision... et d'accoucher par voie basse... et de le faire chez soi à la maison !

...

De toute manière même si des doutes persistent et que le conseil donné est plutôt d'essayer d'accoucher en milieu médicalisé, par prudence, je suis tenté de penser que... *seule la mère peut intimement sentir et savoir ce qui est le mieux pour elle :*

Si la mère pense :

Que sa première césarienne est due au fait qu'elle a été trop influencée dans ses choix ;

Qu'elle a subi quelque chose de l'ordre d'une pression ;

Que le lieu dans lequel elle a accouché (trop médicalisé, dénué de liberté d'expression et de déambulation par exemple) était peu propice à ce qu'elle retrouve son réflexe primal de « faire naître » ;

Que les divers stress qu'elle y a subis, en réaction aux conditions de séjour et d'environnement, aux obligations de protocoles, ont totalement bloqué son « réflexe d'éjection » (selon les Anglo-Saxons) ;

Qu'elle ne souhaite pas recommencer la même expérience dans ce lieu ou dans un service hospitalier semblable, elle peut, alors, estimer qu'elle ne peut accoucher que chez elle, dans son environnement familier, dans « ses meubles », dans ses odeurs, ses « recoins habituels », son paysage quotidien, là où elle retrouve ses marques, ses empreintes, qui vont provoquer chez elle plus facilement les retrouvailles avec les possibilités d'« ouvertures », de descente et de rotation du bébé, du réflexe primal et d'« éjection » cité plus haut.

Mais cela, je suis persuadé qu'« elle seule peut le penser et personne d'autre ». Elle seule peut avoir cette réaction archaïque de « choisir son nid » pour faire naître son enfant, et ressentir puissamment qu'il n'existe ni dystocie ni pathologie patente.

Voici ce que je tentai d'expliquer à Anne et John, tout en leur conseillant de choisir, peut-être, un lieu médicalisé, mais très accueillant. Et je leur ai indiqué un hôpital proche où je pensais qu'on leur ficherait la paix, où on les laisserait déambuler et se comporter à leur manière (j'y connaissais quelques sages-femmes) et puis son scanner objectivait un bassin plutôt large, et l'enfant présentait une tête bien fléchie cette fois ! Alors !

Voilà dans quel état d'esprit j'étais lorsqu'Anne et John m'ont demandé mon avis.

…

Quelque temps après, je reçus un coup de téléphone de John : la poche des eaux venait de se rompre. D'après ce qu'il me rapportait, les contractions utérines étaient espacées, l'accouchement était à son tout début. Je leur ai conseillé tout de même de partir à Blois pour qu'Anne se fasse examiner par une sage-femme, ce qu'ils ont fait. La sage-femme était charmante, m'ont-ils dit, les a reçus chaleureusement. Elle a confirmé que le travail commençait à peine.

Anne et John ont préféré revenir à la maison… Je les ai engagés à appliquer tous les deux ce que nous avions partagé pendant la préparation, bien se prolonger avec bébé et dans les contractions utérines, laisser venir tranquillement bébé, pratiquer berceuses et position accroupie, et repartir le moment venu à Blois. L'entretien téléphonique s'est terminé là-dessus.

…

Quelques heures après, je reçus un autre coup de téléphone de John : Louis (et non Louise) était né par voie basse et sans problème, sans péridurale, ni épisiotomie, ni déchirure périnéale, tranquillement, sereinement, mais à la maison, pas à l'hôpital ! Et Louis était, paraît-il, superbe !

J'étais estomaqué et mon émotion était au maximum ! Ce n'était pas discutable… Un AVAC à la maison est possible, certes, mais je ne pouvais, en toute conscience, en prendre la responsabilité. Seule Anne pouvait savoir ce qui était le mieux pour elle, mais sans sage-femme, ils avaient été gonflés tout de même !

… Il ne me restait qu'à les féliciter tous les trois, pardon, tous les quatre, car Victor était là, lui aussi… et a essuyé une grosse larme !

*

* *

Merci, cher et regretté ami, qui nous a quittés bien avant la parution de ce livre, c'est toujours avec beaucoup d'émotion que je relis ce texte.

*

* *

Nous voilà bien « armés » pour cette grossesse. Nous appliquons toutes ces techniques, le plus souvent possible, c'est-à-dire plusieurs fois par jour. Anne se sent de plus en plus prête, et confiante dans cette expérience qu'elle a décidé de vivre jusqu'au bout, sachant que de toute façon le risque zéro n'existe pas. Deux personnes avaient accepté d'être présentes pour l'accouchement, mais il m'était apparu « la vision », « le rêve » ou peu importe le nom que vous y mettrez, d'une troisième personne. J'en ai parlé à Anne et Victor. La réponse d'Anne était plutôt mitigée au départ, car il est vrai que cette personne ne ramenait aucune qualification particulière sur la naissance. Et puis, comme nous l'a dit Victor, il faudrait d'abord lui demander ce qu'elle en pensait.

Je remplaçais Anne pour les cours de biokinésie qu'elle donnait dans le village, et Hélène participait à ces cours. Je ne me voyais pas lui demander de but en blanc si elle se voyait nous accompagnant pendant l'accouchement. Aussi, à la fin du cours, alors que nous parlions de la grossesse d'Anne avec tous les élèves, je lance à la cantonade : « Nous avons décidé avec Anne que cet accouchement se passerait à la maison, alors si certains d'entre vous sont intéressés pour participer à cet événement, qu'ils nous le fassent savoir ? ». Eh bien, oui, vous l'aurez compris, la seule personne qui ait répondu qu'elle voulait participer ; eh oui, c'est bien Hélène. Il ne restait plus qu'à organiser une rencontre entre elle et Anne pour entériner le tout, et nous avions une personne de plus pour nous accompagner.

Il nous parut essentiel d'expliquer à chacune de ces trois personnes, avec quel état d'esprit nous voulions aborder la phase de l'accouchement. Nous en avions déjà longuement discuté, Anne, Victor et moi, et nous étions pleinement conscients que le risque zéro n'existe pas. Même si nous mettions le plus de chance de notre côté, nous acceptions que l'accouchement puisse mal se passer, allant jusqu'à la perte du bébé ou de la maman. Il fallait que toutes les personnes qui nous accompagnaient acceptent aussi ce risque. Nous ne voulions personne avec la peur au ventre pour cet événement.

Vous verrez par vous-même, dans leurs témoignages, que chacun a perçu d'une manière différente le même message. Pour nous, il était clair que si l'accouchement se passait mal, il se passerait mal, mais nous irions jusqu'au bout de notre démarche à la maison.

Les choses étant posées, Anne continuait de se préparer avec toute l'aide que Victor et moi pouvions lui apporter. Nous pensions entamer tranquillement le dernier mois de grossesse, mais décidément ce bébé avait décidé de ne rien nous laisser prévoir.

CHAPITRE 5

L'ACCOUCHEMENT

Nous sommes le 17 mars. Il est 23 h 50. Je viens de me réveiller en sursaut, car un liquide chaud s'écoule entre mes jambes : de l'eau.

Nous sommes le 17 mars, jour de la Saint Patrick, et je perds les eaux ! Quand on sait que Patrick, ce « passeur d'âme » qui m'accompagne, travaillait au CEA en tant que spécialiste de l'eau, c'est à mourir de rire !

Mais s'agit-il d'une rupture de la poche des eaux ou d'une simple fissure ? Sur les conseils du Dr Max Ploquin, nous nous rendons le lendemain après-midi à la maternité de Blois pour nous assurer qu'il n'y a aucune souffrance fœtale. Le cœur du bébé bat normalement, ma tension est bonne, le col est fermé. Tout est normal. Je n'en suis pas surprise d'ailleurs. Tout au long de ces échanges avec le corps médical, je suis empreinte d'une grande sérénité. Je vis cette grossesse totalement comme je le souhaite, en étant à l'écoute de mes propres intuitions. Aujourd'hui, je pense sincèrement que c'est mon inconscient qui m'a amené à pousser les portes de la maternité. C'était ma façon de réparer tout le mal-être « engrammé » lors de l'accouchement par césarienne de mon premier enfant. Une façon de dire au corps médical : « Je respecte vos peurs, mais cela reste vos peurs et pas les miennes. Depuis la nuit des temps la femme est faite pour accoucher et tout mon être me demande d'accoucher de cet enfant à la maison, et le plus naturellement du monde. Je vous quitte, dans la lumière, pour vivre ma propre vérité ». Nous ressortons effectivement de la maternité, contre avis médical (puisque les allopathes me conseillaient une autre césarienne) et après signature d'une décharge.

À 23 heures, les premières contractions commencent. Je déambule dans mon salon et ma cuisine en faisant des berceuses telles que je les ai apprises en haptonomie. Je procède également à des bercements en position accroupie. À 0 h 30, les contractions sont plus rapprochées. Je réveille John. Les contractions sont espacées de cinq minutes. Le col est déjà dilaté de quatre à cinq centimètres. John prévient alors les personnes que nous souhaitons présentes pour ce grand moment. Nous continuons de déambuler ensemble pour accompagner notre bébé et l'aider à descendre dans mon bassin.

À 1 h 30, Sophie Delorme arrive. Peu de temps avant son arrivée, suivant mon intuition, j'entame une danse assez curieuse. Une sorte d'ondulation de mon corps. Une vague partant de ma tête et allant jusqu'à mes pieds. Cette danse intuitive vise certainement à décoller le bébé de mes membranes et à être plus dans la vie, plus dans mon ressenti. Une danse pour mettre mon cortex en veilleuse. Peut-être aussi, comme je suis très connectée à mon enfant, je reproduis à ma façon les mouvements que ce dernier esquisse dans mon ventre. Une façon de l'accompagner au mieux. La danse de la vie. La danse de l'Être.

Sophie respecte ce que je suis en train de vivre et m'aide à progresser dans cette « danse de la naissance » en vérifiant mes appuis, en positionnant mes pieds bien à plat pour me permettre un meilleur ancrage. Le travail se poursuit. Il devient plus intense. Patrick, passeur d'âme, arrive à cet instant. Il est 3 h du matin. Il s'occupe de transformer ma chambre en un véritable cocon pour que je me sente totalement à l'aise et en sécurité. Nous en avions parlé durant la grossesse. J'écoute à présent des musiques très douces et des sons de la nature. Entre les contractions, je m'allonge sur mon lit pour me détendre. Du moins, j'essaye. Mais en position allongée, je ressens de fortes douleurs et l'envie irrésistible de pousser. Je reste donc à la verticale et j'admire un magnifique mandala peint à l'aquarelle par Élisabeth Fries-Le Berre, l'épouse de Patrick. Les teintes de ce mandala me rappellent celles des robes des moines tibétains. Je respire en même temps de l'huile essentielle d'encens oliban par diffusion. Tout avait été choisi pour me permettre de donner à cet accouchement toute sa véritable dimension, l'incarnation d'une nouvelle âme sur cette terre. J'accueille l'énergie que ce mandala me transmet.

C'est à ce moment qu'Hélène, une amie, arrive avec sa fille de quatorze mois, Gaïanne, et son chien, Dicken. Tout ce petit monde nous rejoint dans notre chambre à coucher. Pour Gaïanne, il est hors de question de ne pas assister à la naissance du bébé.

Le travail s'intensifie encore. Je suis en position accroupie, sur ma petite table de salon placée contre mon lit. Je cherche la position idéale pour permettre l'ouverture maximale de mon col de l'utérus. Je me rappelle le travail préparatoire réalisé en haptonomie avec Max Ploquin. Il est plus qu'utile en cet instant précis. Merci encore à toi Max. À tout moment, tu as eu le geste juste, la parole juste. Et la position juste pour moi est accroupie, qui plus est sur la pointe des pieds ! Par les déclarations de mon entourage, j'ai appris par la suite avoir passé deux heures dans cette position.

De mon point de vue de femme en plein travail, j'y suis restée seulement une demi-heure.

Me voilà donc accroupie, le col continuant de se dilater. Sophie poursuit son travail sur mes appuis. Elle se place sur la petite table de salon dans mon dos pour me servir d'appuis justement. C'est très agréable de se sentir entièrement enveloppée d'amour et de confiance dans un moment d'une telle intensité. Je vis alors une petite accalmie dans les contractions. J'en profite pour me détendre et souffler. Mon entourage en fait de même, tellement chaque personne est au diapason de ce que ce bébé et moi-même nous vivons. Et John en profite pour plaisanter et détendre encore plus l'atmosphère. Il distribue les rôles comme un réalisateur le ferait au cinéma. Sophie se transforme en anesthésiste, Patrick en obstétricien, Hélène en sage-femme ou inversement... Et tout le monde rit de bon cœur. J'observe la scène avec beaucoup de recul, comme un cameraman procédant à un zoom arrière. Je suis au centre de l'événement qui se déroule maintenant, au cœur de la vie, et pourtant si loin à la fois. J'ai la sensation de flotter et cela me donne la possibilité de me relier à d'autres plans de conscience. Je suis ici et ailleurs en même temps. Je suis bien ancrée dans mon corps physique et en même temps je navigue sur des plans tellement plus subtils. Cela me permet de vivre cet instant totalement différemment. Je donne une tout autre lecture aux événements.

Mais le travail devient encore plus intense. D'une telle intensité que pour la première fois je peux parler de douleur. Patrick, très à l'écoute de ce que je vis, perçoit ce changement immédiatement. Il utilise instantanément le code d'hypnose des cassettes de l'Institut Monroe, celles que j'avais écoutées durant ma grossesse. Et là, l'intensité de la douleur redescend immédiatement au point de devenir insignifiante. Je me détends et me reconnecte à mon enfant. Sophie lit directement les informations transmises par Gaïanne sur la progression de ce dernier dans mon bassin. Je ressens une légère fatigue. Gaïanne vient de se coincer les doigts dans le tiroir de ma commode. Sophie nous traduit le message : le bébé s'est arrêté dans sa progression. Sa tête est coincée. John place alors sa main sur ma base, mon coccyx, pour inviter notre enfant à poursuivre sa descente. Il répond immédiatement aux mains de son père ! Il connaît ces mains, ce toucher, grâce à l'haptonomie. Son papa n'est absolument pas un étranger pour lui. Il fait déjà bien partie de sa vie.

Les contractions reprennent. Le travail est encore plus intense. Je cherche mon souffle. Hélène pose sa main sur mon épaule pour m'encourager. Elle m'entoure même de ses bras comme une maman prend son enfant pour le consoler. Je garde depuis cet instant une image très maternelle de cette femme. Hélène m'encourage aussi en soufflant et en inspirant tout en captant mon regard. Cela me permet de faire face à l'intensité du moment. Je me sens investie d'une énergie si puissante. Une énergie arrivant du ciel et me traversant de part en part. La puissance est telle que je ne peux que plier, « mettre un genou à terre », lâcher totalement prise et laisser mon corps se remplir de cette énergie divine. C'est la puissance de l'incarnation que j'expérimente. Je n'ai pas le souvenir d'avoir ressenti quelque chose d'aussi puissant jusqu'alors dans mon existence. Un seul mot me vient : « abandon ». S'en remettre totalement à ce que l'on vit dans l'instant et avoir confiance dans la vie qui n'est autre qu'un enseignement.

John voit alors la tête du bébé dans mon vagin. Il me dit que le moment de pousser est arrivé. Je pousse pendant les contractions pour accompagner mon enfant de mon mieux dans sa venue au monde.

Patrick vient en renfort et m'aide avec Sophie à trouver les meilleurs appuis. Ma tête est lovée dans le creux de son épaule droite et j'appuie de tout mon poids au moment des poussées. Le travail au niveau de mon bassin, de mon chakra racine, est si intense que je ressens le besoin d'une intensité similaire au niveau de ma tête. Comme si je cherchais, de la sorte, un point d'équilibre au centre de mon être et par ce moyen, la possibilité de libérer encore plus d'énergie et de la laisser circuler à travers tout mon être.

Après trois, quatre poussées, j'ai vraiment le sentiment d'être à bout de souffle. Je murmure : « J'en peux plus ! ». Hélène et Sophie me répondent en chœur : « C'est normal ! Cela prouve que le bébé est sur le point de sortir ! ». Merci les filles. Cela me redonne des forces. La solidarité féminine prend là tout son sens. Mais la force, c'est surtout en John que je la trouve. Je plonge mon regard dans le sien. Ce que j'y lis est magnifique. De l'amour et beaucoup de confiance. Confiance en moi et confiance en la vie. Et le sentiment de plonger mes yeux dans l'univers tout entier. Point n'est besoin de mots en cet instant. À aucun moment John n'a douté de nous pendant la grossesse. Et la décision d'accoucher à domicile a été collégiale. Même pour Victor, c'était une évidence. Nous nous sommes donné les moyens de nos exigences. Une bonne hygiène de vie avant tout. Et à aucun moment, nous n'avons douté de cette hygiène et du pouvoir de la Vie.

Je reprends mon souffle encore une fois. Gaïanne joue avec la porte de notre chambre à coucher. L'ouvrir et la fermer continuellement l'amuse beaucoup. Pour Sophie il est évident que le bébé est sur « le seuil de la porte », prêt à naître. Je pousse sans trop forcer et le voilà qui arrive. Je vois sa tête se glisser entre mes jambes et le reste de son corps suivre à une vitesse et avec une fluidité surprenante, comme un poisson qui se faufile entre mes jambes ! John accueille le bébé et dit doucement avec enthousiasme : « C'est un garçon ! ». Il respire pour la première fois et gémit légèrement de surprise. John tourne le bébé vers moi en me disant : « Je te présente Louis ». Je regarde cet enfant avec beaucoup d'émotion et je cherche à capter son regard. Mais Louis prend son temps pour découvrir son nouvel univers. Il garde les yeux fermés. John tourne son fils vers lui et ce dernier ouvre les yeux pour regarder son père. Je suis heureuse que ce premier regard soit pour le père de mes enfants. John pose alors le bébé sur mon ventre. Hélène positionne la peau d'agneau de Gaïanne sur Louis pour le maintenir bien au chaud. Tous nos accompagnants m'aident à présent à me placer en position semi-assise pour faciliter la libération du placenta. Le cordon bat encore. Au bout de 15 minutes, John « clampe » ce dernier et le sectionne. Au bout de vingt minutes, je sens le placenta se glisser tout en douceur hors de mon vagin. C'est très agréable. Après le passage du corps très dense de mon enfant, sentir, cette matière molle et tiède, a quelque chose de réparateur, de réconfortant. Et là, nous avons droit à un spectacle merveilleux, le spectacle de la vie.

Louis ouvre tout doucement l'un de ses petits bras pour brasser l'air environnant, puis le deuxième. Il étend progressivement une jambe, puis l'autre. Il déploie tranquillement son petit corps, à son rythme, dans le silence et le respect le plus total. Ce passage du monde aquatique, d'où il vient, au monde aérien qui est le nôtre se fait tout en douceur. Il s'ouvre au monde et s'épanouit comme une fleur naissante, sans aucune violence. Les premiers instants de son existence sont empreints de paix, d'harmonie et de respect. Louis, tu es le bienvenu sur cette terre ! C'est ce que cet enfant imprime maintenant.

Louis se met à ramper vers mon sein gauche et boit quelques gouttes de colostrum. C'est là que toute l'équipe, comme nous l'avions demandé au préalable, nous laisse tous les trois en famille (Victor est dans sa chambre en train de dormir). Nous déchargeons alors notre enfant de tout notre fardeau en lui expliquant que les problèmes de ses parents et ceux de sa lignée ne sont pas les siens et qu'il est là pour s'occuper de lui. Puis toute l'équipe vient nous rejoindre. Sophie donne quelques « informations ostéopathiques » à Louis par des manipulations très légères et nous quitte rapidement. Ses propres enfants l'attendent. Elle est heureuse. Louis lui a fait comprendre que son travail n'est plus de réparer une naissance mal vécue, mais de faire en sorte que la naissance des futurs bébés qu'elle croisera sur son chemin soit une véritable naissance, une naissance naturelle.

Hélène revient alors dans notre chambre à coucher avec notre premier fils dans les bras. Victor vient de se réveiller. Il dort comme un ange depuis hier soir 20 heures et toute l'activité de la nuit ne l'a en aucun cas perturbé. Il est heureux de voir enfin son petit frère, même s'il attendait une petite sœur. Je m'attendais moi-même à trouver Amélie ; mais c'est Louis qui est arrivé. Au moment où John me l'a présenté, je n'ai eu aucun mouvement de surprise. J'ai accueilli mon fils pleinement. La joie d'être mère et d'accueillir cet enfant était si forte. L'impatience de le rencontrer enfin. Je n'ai pas d'explication sur mon ressenti de porter une petite fille alors qu'il s'agissait d'un petit garçon. Je n'ai qu'une chose à dire à ce sujet : « Je ne sais pas ». Je pense que c'est très bien ainsi. La vie garde sa part de mystère. Lâcher prise et accueillir ce qui est. Un fils né par voie basse après césarienne à domicile, un fils en parfaite santé. Après un petit-déjeuner pris ensemble, Patrick nous quitte également. Heureux et confiant en lui-même. Je garde à jamais dans ma mémoire son visage rayonnant de joie. Un visage dans lequel on retrouve tout le scintillement, « la pétillance » et la candeur de l'enfance. Cette petite étincelle qui malheureusement ne s'esquisse que lors de moments furtifs et intenses.

Hélène, quant à elle, a beaucoup de mal à nous quitter. Elle affiche une joie sereine, naturelle. Elle reste égale à elle-même.

Louis passera les premières heures de sa vie contre mon sein, entouré d'amour, de chaleur humaine et en parfaite sécurité. Qui mieux qu'une maman sait ce qui est bon pour son enfant ? Il aura droit à son premier bain l'après-midi. Un bain chaud, simplement relaxant comme pour tout bon naturopathe.

Le lendemain matin, je me réveille plutôt en forme. La nuit a été courte bien sûr avec les tétées et le manque de sommeil, mais physiquement je me sens très bien (quelques courbatures toutefois du fait de ma position accroupie durant le travail). Je me pèse et constate que j'ai repris mon poids normal. Cela confirme ce que disent les naturopathes ; le poids pris par la femme enceinte correspond au poids du bébé, du liquide amniotique et du placenta. Au-delà de huit kilos, il y a des adhérences, c'est-à-dire présence de toxines dans les liquides humoraux et les tissus et donc risques de maladies. Quelques jours après l'accouchement, Patrick est de retour pour me faire un massage ; un massage très très doux. Ce dernier fut un tel bonheur que je me souviens avoir déclaré à Patrick : « Mais un tel massage postnatal devrait être remboursé par la Sécu et offert à toutes les femmes qui mettent un enfant au monde ! ».

En définitive, John et moi-même nous sommes aux anges, en admiration totale devant ce petit être qui vient de s'incarner ; en admiration totale devant la vie elle-même et sa puissance ! Nous sommes également fiers de ce que nous venons d'accomplir. Que de courage, de persévérance, de travail, de confiance, de foi ! Nous savons maintenant, par l'expérience, qu'un accouchement vaginal après césarienne et à domicile est possible ; à condition de s'y préparer et de mettre en place une bonne hygiène de vie selon les préceptes de la naturopathie. Je souhaite à tous les futurs parents de vivre une naissance en conscience pour leurs enfants. Je ne leur souhaite pas de vivre la même chose que nous. Cette histoire nous appartient. Je leur souhaite de cheminer au point de faire tous leurs choix en parfaite conscience selon leur degré de conscience du moment.

*

*   *

Je remercie encore une fois tous les acteurs de cette naissance : Chantal et Philippe Dargère pour tout l'enseignement qu'ils nous ont transmis dans leur école de naturopathie « Univers » ; le Dr Max Ploquin, gynécologue-obstétricien à Châteauroux ; Patrick Le Berre, « passeur d'âme » à Azay-le-Rideau ; Sophie Delorme, ostéopathe à Orléans ; notre amie Hélène Bourguet, le centre de bains Aqua-Prima® à Auxerre ; Victor notre fils, car sans sa naissance par césarienne nous n'aurions cheminé si loin dans le domaine de la naissance ; John qui m'a toujours fait confiance, qui m'a accompagnée merveilleusement bien selon ce qu'il est, et qui a une confiance indéfectible en la vie ! Pour finir, merci à moi-même. Malgré un démarrage mouvementé dans la vie, j'ai su cheminer vers l'inconnu et comprendre qu'en définitive l'amour nous attend toujours au bout du chemin.

CHAPITRE 5

L'ACCOUCHEMENT

17 mars 2008, il est un peu plus de 23 heures. Je dors profondément. Je dois partir le lendemain matin de bonne heure pour l'enterrement de mon beau-frère ; décédé d'un infarctus à l'âge de 28 ans. Mais encore une fois, ami lecteur, la vie ne nous laisse pas planifier les événements comme nous le voudrions. Je suis réveillé par Anne, qui est trempée, ainsi que notre lit. Mais Anne ne sait pas si c'est une fuite ou bien la rupture de la poche des eaux. Elle n'a aucune contraction, rien de plus que d'habitude. Après s'être changée et avoir changé le lit, nous décidons de nous recoucher et d'appeler Max dès le matin. La nuit fut quand même agitée, Anne devant se changer plusieurs fois.

C'est donc fatigué que j'appelle ma sœur, pour lui expliquer que je ne pourrai pas être à l'enterrement. En attendant qu'Anne se lève, je pars dans notre remise fendre du bois pour notre chaudière. Après avoir téléphoné à Max, Anne me rejoint et m'explique qu'il nous conseille d'aller à la maternité de Blois, vérifier si la poche des eaux est rompue ou simplement fissurée. Si la poche est rompue, il nous recommande de rentrer chez nous et de revenir à la maternité quand le col de l'utérus d'Anne sera dilaté à six centimètres. Max m'avait expliqué comment procéder pour vérifier l'ouverture du col. Nous décidons de nous rendre à la maternité, mais juste avant le départ, un petit éclat de bois vient se loger dans mon œil droit, et me dérange pour conduire. Anne insiste pour que nous partions quand même. En avant donc ! Sur la route, Victor veut aller aux toilettes, alors que nous traversons une forêt. Nouvel arrêt, et là ami lecteur, je me pose la question de savoir si nous devons vraiment y aller à cette maternité. J'en discute avec Anne, et nous décidons de continuer. En arrivant sur le parking bondé, il ne nous reste qu'une seule place, juste devant l'entrée de l'hôpital.

Nous nous dirigeons vers le service de maternité où une charmante sage-femme demande à Anne de la suivre, et me demande d'attendre dans le couloir. Et me voici de nouveau, deux ans et demi après la naissance de Victor, en train d'attendre dans un couloir d'hôpital ; bis repetita. Ah non pas deux fois ! Seulement là, il y a une petite différence, je ne suis pas tout seul, une petite main tire sur mon pantalon. Victor est avec moi, et il me demande : « John, on joue à la biokinésie ! ». Et me voilà en train de me rouler par terre avec lui et de rire aux éclats. J'ai compris, par la suite, qu'Anne devait vivre cette expérience seule et que je devais apprendre le lâcher-prise. Au bout de quelque temps, la sage-femme vient nous chercher et nous emmène voir Anne qui est installée sur une table d'examen.

Elle m'explique que la poche des eaux est rompue et que le travail peut commencer à n'importe quel moment. Dans leur procédure, il garde la maman en observation et si le travail n'a pas démarré au bout de vingt-quatre heures, il le déclenche au moyen de perfusion. Mais dans ce cas-ci, avec un utérus cicatriciel, ils ne le font pas et s'orientent directement vers une césarienne. Elle me demande d'en discuter avec Anne, qui refuse l'intervention.

Ami lecteur, j'ouvre ici une petite parenthèse. Nous avions expliqué à Victor qu'il allait y avoir un bébé avec nous bientôt, et qu'il allait lui ramener un cadeau de son choix. Et à chaque fois, il nous répétait que le bébé allait lui ramener une coccinelle. Voilà, fin de la parenthèse, mais vous allez vite comprendre l'importance pour nous de celle-ci.

Nous retrouvons donc Anne dans une petite pièce d'hôpital, avec toutes ces odeurs d'antiseptique, sans fenêtre, et là, à mes pieds, je découvre quoi ? Eh oui, une coccinelle, mais morte. Pour nous, le message est clair, nous rentrons à la maison. La sage-femme nous fait signer une décharge, et nous dit de ne pas hésiter à revenir. Nous lui expliquons que nous avions rendez-vous le lendemain matin, avec une de ses collègues pour une séance d'haptonomie, que nous allions donc revenir ! Et nous voici de retour à la maison, ou Anne appelle Max pour tout lui expliquer. Ce dernier nous conseille d'attendre que le travail commence et de faire comme il nous l'a déjà indiqué, revenir à la maternité quand le col serait ouvert à six centimètres, car alors, plus de césarienne possible.

La journée se passa tranquillement, et je dormais à poings fermés quand Anne me réveilla vers 1 heure du matin. Le travail avait commencé depuis vingt-trois heures, et elle avait appliqué tranquillement les techniques de Max, mais maintenant les contractions devenant plus fortes et rapprochées, elle avait du mal à les gérer seule.

Eh bien cette fois, amis lecteurs, ça y est, me voilà au pied du mur. Mais pas le temps de réfléchir, j'accompagne Anne dans sa déambulation et ses bercements pendant les contractions ; et entre, je téléphone à nos amis qui voulaient participer à cet événement. Je prépare notre chambre, car bien sûr rien n'est prêt, nous attendions ce bébé dans un mois. Je vide tout ce que je peux et l'entasse sur la table de la cuisine, puis bientôt sur le sol de la cuisine, pour avoir le plus d'espace possible dans la chambre. La cuisine ressemble à un grenier où l'on pose pêle-mêle les affaires. Et ce n'est pas fini, je débarrasse la table basse du salon et l'installe à côté de notre lit, avec une couette de lit dessus, pour qu'Anne puisse s'installer dessus dans la position qui lui conviendra le mieux. Nous ne savions pas encore si ce serait à genoux, à quatre pattes ou autre, mais sur cette petite table elle serait à la bonne hauteur pour que je puisse l'accompagner au mieux. J'installe une petite lampe à sel et voilà qu'Anne exprime le souhait de s'installer sur le lit et d'arrêter ses déambulations.

C'est le moment que choisit Sophie pour arriver. Anne est en train de tester différentes positions, et c'est finalement la position accroupie qu'elle préfère. Sophie se place de suite dans son dos pour la soulager le plus possible. Mais je lui laisse la parole, pour qu'elle vous raconte elle-même ce qu'elle a vécu.

INTERVIEW SOPHIE DELORME 19 AVRIL 2016

Sophie, est-ce que tu pourrais dans un premier temps nous rappeler les circonstances à partir du moment où j'ai commencé le travail ? Comment tu as été tenue au courant ? Comment tu t'es mise en route pour venir jusque chez nous ? Ton ressenti ?

Oui, Anne. Je me rappelle avoir trouvé un message de John sur mon répondeur à la maison m'indiquant que tu avais un début de travail, que tu avais dû aller à l'hôpital de Blois, et que vous étiez revenus dans la journée.

Oui ça, c'était le lundi.

Et puis j'avais dû vous avoir après. Et il me semble que le lendemain après-midi ou le surlendemain après-midi j'avais un autre message. John me disait que le travail avait bien commencé. Donc, c'était bien le lendemain.

Oui, c'est le mardi vers 23 h 30 que le travail avait commencé.

Oui et dans la soirée vers 20 heures, tu avais déjà des contractions. John avait dû m'appeler vers 20 heures et me dire que tu avais des contractions, que le travail commençait, mais que j'avais tout mon temps pour venir. Et en fait, quand je suis rentrée j'ai eu le réflexe de me poser et de m'occuper de moi. Comme s'il fallait que je me prépare, que je me sente prête aussi. Et je me rappelle que (c'est un détail physique, mais) que j'avais dû me faire un lavement (une douche rectale en fait, car en naturopathie nous ne conseillons pas les lavements).

Ah oui ! Je m'en souviens ! Ah ! Ah ! Ah !

Bon, sur vos conseils, mais pour d'autres choses. Et j'avais pris un bain et je m'étais fait une douche rectale d'eau chaude. J'ai vraiment pris le soin de me laver. Et je m'étais dit ; avec une douche rectale, aussi, ça va faire du bien. Voilà je sais plus pourquoi l'idée de la douche rectale, mais une chose dont je me rappelle, et ça m'avait surpris, en fait toute l'eau que j'avais mise, je n'avais pas pu la ressortir.

Tu l'avais gardée ?

Oui, je l'avais gardée.

Et moi, j'avais perdu les eaux la veille (éclats de rire communs).

Je ne comprenais pas comment c'était possible de retenir l'eau d'une douche rectale. Mais bon, c'est que c'est comme ça. Ça ne m'avait pas plus inquiété que ça. Mais c'était bien la première fois que cela m'arrivait. Et je me rappelle j'avais dû rappeler John et lui dire : « Écoute, dis-moi à quel moment tu veux que je vienne ? ». John m'avait répondu : « Quand tu veux ». Et j'avais pris le temps de faire ce bain. Voilà.

Et un moment, j'ai senti qu'il fallait que j'y aille. Dans la soirée. Je m'apprêtais à partir vers les 22 h 30. Plein de bonheur ! Après je m'étais dit, je vais passer par la Sologne pour venir et je vais prendre tout mon temps et que sur la route je disais aux sangliers, bon vous me laissez passer. C'était la nuit là.

Et quand je suis arrivée chez vous, vous étiez en train de préparer un endroit, car vous étiez un peu surpris que cela arrive si tôt. Il fallait trouver la table qu'il faut, des gants de toilette, des bassines d'eau. Voilà. Le nécessaire. Des serviettes…

Quand je suis arrivée, je sais que Victor dormait dans sa chambre. Et qu'il y avait votre amie avec sa petite fille et son petit chien. Il y avait un autre ami. Alors ces amis, je ne me rappelle pas les prénoms.

C'était Hélène, Gaïanne et Dicken.

Voilà. Et je me rappelle que le chien m'avait léché les oreilles pendant un temps dingue.

Je me suis dit, je n'ai pas dû assez nettoyer. Ah ! Ah ! Ah ! J'avais toujours le contenu de la douche rectale dans le ventre et puis je me rappelle que la petite fille, vous aviez essayé de la coucher, mais qu'elle n'avait rien voulu savoir. Et vous aviez donc préparé la pièce, la chambre. Que tu avais des contractions et qu'à un moment je me rappelle, tu avais demandé un verre d'eau et puis tu avais soif. Et à un moment, tu avais demandé, ça m'a touché, à John de l'eau. Il avait amené de l'eau et la façon dont tu demandais, c'était assez sec et tu avais dû dire : « De l'eau. Je veux de l'eau ». Et j'ai dû dire : « S'il te plaît ». Ah ! Ah ! Ah ! (rires communs)

Comme s'il fallait plus de douceur, plus de tendresse entre vous deux. Je sentais cette importance de garder ce respect mutuel. Cela m'avait interpellée. Aujourd'hui, je comprends mieux pourquoi, mais à l'époque, instinctivement, je m'étais permis de dire « s'il te plaît ». Oui ça, ça m'avait touchée. Et donc après, tu étais allongée encore dans le lit dans la pièce qu'on préparait les uns les autres. Et après, eh bien les contractions étant de plus en plus fortes, tu as eu besoin d'essayer de trouver une position pour pouvoir te... Je me souviens de ton bassin, du besoin de pouvoir te basculer et essayer de détendre ton bassin le plus possible parce que les contractions, ça commençait à être vraiment de plus en plus prégnant. Et je sais que je t'ai proposé de servir de dossier dans ta posture.

J'étais agenouillée et tu t'étais mise sur mes cuisses en fait.

Je me souviens, j'avais été accroupie, beaucoup.

Oui. J'étais derrière toi. Je te soutenais le dos.

Oui c'est ça.

Et John, il était face à toi. Et comme ça, j'avais toi devant, avec le bassin que je sentais bien et puis John devant. Et à ma droite, il y avait la petite fille, Gaïanne qui n'en loupait pas une miette. Ah ! Ah ! Ah ! (éclats de rire communs)

Ce dont je me souviens, c'est de deux instants particuliers. C'est à un moment où c'était difficile pour toi parce que tu te fatiguais. Tu te sentais fatiguée et tu m'as dit « Ouh là ! Je ne sais pas ce qui se passe, mais j'en peux plus, j'en peux plus ! ». Et j'ai regardé la petite fille et il se trouve que là je l'ai vu jouer avec le tiroir de la commode et comme si elle refermait le tiroir sur sa main et qu'elle « chouinait » comme si elle coinçait ses doigts dans le tiroir et là, ça m'est venu tout de suite : « Bouge tes fesses parce qu'il est coincé ». Ah ! Ah ! Ah ! Et tu t'es mise à bouger. À faire des huit avec ton bassin et là ça l'a aidé à se dégager. Et la deuxième fois, ça m'a interpellée, c'était quand John m'a regardée avec des yeux interrogatifs profonds et me disant je ne comprends pas Louis, il recule, il avance, il recule. Je ne sais pas ce qui se passe. Il y avait presque de l'inquiétude et en même temps voilà quoi, c'était le moment de faire quelque chose, mais il ne savait pas comment.

Et j'ai encore regardé la petite fille et là, je l'ai vue jouer avec la porte, en fait. Elle passait derrière la porte, devant la porte, derrière la porte, devant la porte qui était entrebâillée et j'ai regardé John : « Il arrive, il est sur le pas de la porte. Accueille-le ! » Et il est arrivé à ce moment-là, au moment où je comprenais qu'il était en train de passer. Et voilà ! Ce qui m'avait le plus étonnée, c'est comment chacun avec un âge différent, avec des vécus différents, on

126

pouvait chacun avoir sa place et être en unité, complètement dans la même intention. Même le chien Dicken était là. Ce qui m'a fait penser que c'était dans un domaine où on avait tous nos organes de sens à chacun grand ouvert et qu'il n'y avait pas d'âge pour s'en servir. Ah ! Ah ! Ah ! C'était une confirmation. C'était nos sens qui étaient à l'œuvre pour t'accompagner.

Dans l'instant présent tout simplement.

Oui. En sachant qu'il y avait vraiment cette même intention d'être au service chacun à sa façon. Et cette petite fille qui ne voulait pas se coucher. Qui avait toute sa place en tout cas pour moi. C'est évident qu'elle était précieuse. J'étais bien plus rassurée en me tournant de son côté qu'en me posant des questions à moi-même ça c'est sûr. Il y avait comme une certitude qu'elle sentait beaucoup mieux que moi ce qui pouvait se dégager de cette maman et de ce bébé qui était en train de naître. Maintenant je sais pourquoi. J'ai depuis compris, mais à l'époque je faisais ça instinctivement de me tourner vers elle. Oui.

Et puis, bien sûr, le fait que vous ayez su préserver le moment où Louis est sorti et vous étiez tous les trois et moi j'avais une certaine euphorie et vous m'avez tous les trois dit : « Attends ! Attends ! Chut, chut, chut ! Il ne faut pas de bruit. Il faut vraiment que ce soit calme, calme, calme ».

Dans le respect.

Et là, je me suis dit : « Ah oui ! Là, je ne dois pas être au même endroit qu'eux. Ce n'est pas possible ». Ah ! Ah ! Ah !

Et en naissant tous les trois et en réalisant qu'effectivement, là, c'était une autre planète. Il n'y avait de place que pour vous trois. C'était très important aussi d'être témoin de ça. Il n'y a pas de place pour qui que ce soit dans cet instant-là. Donc c'était important aussi.

Oui ce moment-là était important pour nous. Après ce moment, tu as eu l'occasion de prendre Louis dans les bras. Est-ce que tu veux bien me donner ton ressenti ?

Eh bien, je me rappelle de ses yeux. Je me rappelle surtout de son corps, et de l'accompagner dans tous les premiers gestes. Ah oui, ça y est ! Ça y est ! Je me rappelle effectivement vous étiez tous les trois, après on s'est retrouvé à nouveau, je crois.

Oui.

Et là en fait, j'ai vu comment il avait tissé son corps en fait et comment avec l'air qu'il prenait, c'est comme s'il y avait cette notion d'occupation du corps. J'ai vraiment vu un petit corps se déplisser avec la respiration. C'est comme si, chaque partie de son corps, il l'éprouvait dans l'air, avec de l'air. Alors que, jusqu'à présent, il faisait l'expérience de l'eau. J'ai vraiment découvert cela avec lui. Comment cette respiration venait l'aider à épouser chacun de ses petits doigts, chacune des petites parties de chaque doigt. C'était impressionnant de voir comment il se dépliait par le dedans avec l'air qu'il respirait. Comme si lui-même, il faisait la découverte de cet état physique nouveau et que moi je lui disais ce que je voyais, ce que je découvrais. Eh bien j'ai fait pareil pour mon père pour le départ de mon père. Exactement. En lui décrivant tout ce qui se passait dans son corps et comment son corps réagissait. Et là, c'est venu naturellement. Je disais à ce bébé ce que je voyais, et comme c'était normal et naturel que cela puisse le surprendre. Mais c'était venu tout à fait naturellement. Besoin de décrire ce qui se passe à l'extérieur et lui confirmer que ce qu'il sent à l'intérieur... Oui, oui, oui. C'est vraiment ça. Ouah ! Je vois ça, je vois ça. Waouh ! Et le féliciter. Oui, je vois encore les mains, les doigts qui se déplient, qui changent de couleur. Oui qui se galbe. Comme quand on gonfle une structure gonflable. Tu as l'oreille qui apparaît, la truffe... Ah ! Ah ! Ah !

Et comme il s'ouvre à la vie. À son rythme.

Oui à son rythme. C'est un autre rythme.

Totalement.

Oui, laissez-moi le temps. C'est un travail de titan. Donc, je vois bien à quel point ce temps-là, il n'est pas référencé quand les bébés naissent. Je leur dis tout, tout ce que je vois : « Là on va prendre tout le temps. On va laisser le corps repartir. Ici on va tout relire tout doucement. Prends ton temps. Reviens tout doucement. Peut-être qu'on n'a pas eu le temps à l'époque parce qu'il y avait des soins, parce qu'il y a des choses qui paraissent tellement importantes à faire et on n'a pas laissé le temps. Parce que c'est un autre temps, un autre rythme. Et ça, le bébé, il le capte bien. Et là, oui, c'était ça, ça prenait un temps indéfini pour chaque petit doigt, pour un poignet, pour une articulation… Ah oui, je m'en souviens. C'est vraiment un déplissage du dedans.

Moi, j'avais vraiment eu la sensation que le temps était suspendu. C'est un autre rythme.

Ah oui ! C'est vraiment juste à côté.

Est-ce que cette expérience a changé quelque chose dans ta vie professionnelle et aussi ta vie de femme ?

Ça, c'est sûr. Déjà dans ma vie professionnelle, parce que j'avais peur de vous accompagner. Parce que ce n'était pas forcément ma place, surtout qu'il n'y avait pas de sage-femme attitrée ou de médecin ou quoi. Il fallait que ça se passe bien quand même. Ah ! Ah ! Ah !

Au niveau professionnel, c'était un engagement de ma part, ça, c'est sûr. C'est toi qui as dû me proposer :

« Si tu viens, c'est en tant qu'amie, et pas en tant que professionnelle ». Et du coup en retirant la casquette de professionnelle, cela m'a paru évident que je pouvais être avec vous. Et puis, aujourd'hui, avec les témoignages que j'ai reçus grâce à la formation que je suis, je suis vraiment ravie de voir que j'ai eu la chance de vivre en direct à ce rythme-là une naissance comme ça, dans des conditions comme ça. Parce que les témoignages, ou ce que j'entends par rapport à des vécus de naissance, c'est étonnant de précision. Et je vois bien que ce rythme-là il existe vraiment pour le nouveau-né. Il ne connaît que ce rythme-là et nous, on ne le connaît pas assez, et il y a un fort fort fort décalage, et c'est ce que les personnes qui revivent ça, décrivent. C'est ce décalage de monde, en fait, parce qu'on n'est pas dans un rythme équivalent, un espace. Donc, ce sont des repères, qui sont tellement à redécouvrir pour accompagner, que ce vécu m'a permis de faire l'expérience en amont de ce que, maintenant, je comprends et que j'apprends. Donc, on va dire que cela m'apporte encore aujourd'hui dans la lecture de ce que je reçois par la formation de psychanalyse corporelle.

D'accord. Donc, tu es d'abord passée par l'expérience.

Oui, mais j'ai toujours fonctionné comme ça. J'ai toujours expérimenté des choses.

Et après, tu mets des mots dessus.

Eh bien là, pour le moment, ce n'est pas moi qui les mets, car je ne suis pas encore passée par ce re-vécu. Ce n'est pas pour tout de suite. Mais dans tous les témoignages du cercle que l'on a, c'est spectaculaire de voir, effectivement, que ce que j'ai pu apercevoir et j'ai aperçu avec ma conscience de l'époque, était une ébauche. Mais voilà. Déjà, c'est étonnant d'enseignement. Enseignement qui porte encore ses fruits aujourd'hui, ça c'est certain. Et vraiment, c'est cette notion d'authenticité, de vérité et un autre état d'être dans le temps et l'espace qui bien sûr peut être visité quand on est actif dans une vie courante. Je comprends le décalage encore plus aujourd'hui entre ce qu'ils font du mieux qu'ils peuvent pour accompagner des naissances en milieu hospitalier et puis le monde de l'enfant, du nouveau-né qui est tellement dans un autre plan de conscience et donc dans un autre rythme, un autre espace. En fait, les deux essayent de se rencontrer, mais ils ont très peu de chance d'y arriver. Ah !

Ah ! Ah ! Voilà. Chacun fait du mieux qu'il peut. On comprend que cela soit compliqué, comme ça, en tout cas. Et ils ne font pas exprès. Cela m'a permis de voir qu'il n'y a vraiment pas à avoir de rancœur, de déception. La réalité, c'est que chacun fait vraiment comme il peut avec son histoire, donc, il y a vraiment des mondes différents qui essayent de faire au mieux, et que le résultat n'est qu'un ensemble de maladresses, c'est sûr, mais voilà, on a, peut-être, avec votre témoignage et celui que je suis en train de faire, la possibilité d'être curieux, de savoir comment on peut mieux accompagner les naissances aujourd'hui, tout en étant plein de gratitude par rapport à ce qui a pu évoluer au niveau de la prévention, mais il y a aussi la prévention psychique qu'on peut améliorer, mais on en est au b.a.-ba.

Est-ce que le fait d'avoir pu entrapercevoir cet état d'être particulier, parce que ce n'est pas tous les jours que l'on peut observer cela, est-ce que ça t'a amenée, toi, à un autre état d'être dans la vie de tous les jours ? Est-ce que cela a changé quelque chose ?

Oui, déjà j'ai pu juste après vider mon « lavement ». Ah ! Ah ! Ah ! (Rires communs) Donc, moi aussi j'ai perdu les eaux juste après. Ah ! Ah ! Ah ! J'ai dû accoucher de quelque chose… Voilà. Cela s'est fait certainement à mon insu. Je pense que, certainement, cela a dû m'évoquer ce que je cherchais. Mais ce n'est pas encore remonté clairement. Une chose est sûre, les faits m'ont confirmé que j'étais instinctivement tournée vers cela. Je n'ai absolument aucun doute là-dessus. Je suis comme un poisson dans l'eau quand il s'agit de la naissance ou de la mort.

C'est un temps de passage de toute façon.

Voilà. Donc cela m'a confirmé qu'instinctivement j'avais une assurance, une disposition à servir à cet instant-là. Je l'ai senti dans mes chairs à ce moment. Et vous m'avez offert cette expérience-là et je n'étais même pas surprise. Sans rien faire, sans rien chercher.

Ça confirmait juste.

Eh bien, le fait de le vivre avec vous, c'est sûr que cela m'a permis de m'en rendre compte encore plus consciemment. Je vois que c'est là. À moi de faire ce qu'il faut pour que cela puisse servir à un moment. Mais c'est ça, je dirais. Oui ! J'ai fait l'expérience de la femme que je suis qui instinctivement place son corps, place ses mots, place ses gestes sans savoir pourquoi elle fait comme ça, mais qui instinctivement se sert de tout ce qui se passe dans cet instant-là.

Et ce n'est pas non plus mon rôle d'accoucher les bébés. C'est juste d'être là et de faire le lien. Je ne sais pas. Mais c'est de sentir vraiment où est l'essentiel dans l'instant. D'essayer d'être dans la présence, oui de ce qui se passe. Et alors bien sûr s'il y a une toute petite fille de quelques dizaines de mois, je ne sais quel âge elle avait, cela me rassure beaucoup plus que s'il y avait beaucoup d'adultes.

Elle avait quinze, seize mois.

Parce que je sais qu'il y avait une authenticité.

Oui, et elle était dans la présence.

Oui, elle ne sait pas faire autrement vu l'âge qu'elle a. Oui, il y a quelque chose qui d'emblée me rassure. Et c'était vraiment chouette qu'elle soit là.

Oui totalement. Ah! Ah! Ah! (rires communs) Alors aujourd'hui, nous sommes le 19 avril 2016. Louis a très exactement huit ans et un mois. Tu l'as eu entre les mains à nouveau. Ah! Ah! Ah! (rires communs) Est-ce que tu voudrais ajouter quelque chose ?

Ce que je voudrais ajouter, c'est un remerciement. Je lui avais déjà dit à Louis. Je le remercie (pleurs de Sophie… Grand moment d'émotion). C'est ce que je vous avais écrit. Et évidemment à toi, Anne, à Louis, à John tout simplement parce que je sais ce que cela représente de venir au monde et que même s'il était accompagné je sais que ce n'était vraiment pas facile pour lui. Donc, voilà, je voulais lui dire encore bravo et merci à lui et à son frère et à sa maman et à son papa bien sûr. Et je lui souhaite une très longue et très belle vie.

Merci beaucoup Sophie.

(Sophie) : Je suis étonnée de voir que je pensais ne me rappeler de rien alors qu'en fait, j'ai toutes les images. Tous les détails qui reviennent. Comme si c'était une bande-son à l'intérieur.

On repasse le film.

C'est ça l'impression.

Merci du fond du cœur.

Merci Sophie.

Reprenons notre histoire, Anne est sur la table basse en position accroupie, avec Sophie qui la soutient dans son dos, j'en profite pour vérifier la dilatation du col qui s'ouvre bien et doit être vers six, sept centimètres déjà.

Anne s'allonge sur le lit entre les contractions pour se reposer un peu. Nous avions décidé qu'elle ne pousserait que quand la tête de l'enfant serait engagée dans le vagin, et que nous laisserions faire la gravité, les contractions et le bébé pour qu'il trouve le passage. En position accroupie Anne ne ressent pas le besoin de pousser, mais dès qu'elle s'allonge, elle a envie de pousser. En effet, pour nous cette position pour accoucher est anti-physiologique, et ce qu'Anne exprime nous conforte dans cette idée.

Me voilà, assis par terre devant la table basse, Anne accroupie sur celle-ci, appuyée sur Sophie. Je les regarde et ne peux m'empêcher d'être admiratif devant ces deux femmes. Anne, pour ce qu'elle est en train de vivre. Elle est déjà dans une bulle, dans un monde à part, où Sophie et moi essayons de ne pas intervenir, mais au contraire de protéger cette « bulle ». Et Sophie, qui devant cet événement est toujours la même, une personne qui paraît fantasque, toute fluette, mais d'une force psychique et physique comme, rarement, j'ai pu en rencontrer.

Et c'est à ce moment que Patrick fait son entrée. Je lui laisse donc la parole pour qu'il vous raconte comment il a vécu cette expérience.

Témoignage de Patrick

J'arrive vers 3 heures du matin dans la maison d'Anne et John, sachant la venue au monde de leur deuxième enfant imminente. Je me sens bien centré et ancré, calme et serein, avec une belle « pétillance » dans le regard et dans le corps.

J'observe que le travail des phases latentes de contractions a déjà débuté et qu'Anne prend des postures sur son lit pour la soulager, soutenue et guidée par son amie Sophie. John supervise la scène aussi calmement que l'est son épouse dans l'acceptation des contractions qui la traversent.

Je me dis intérieurement : « En voilà deux qui ont effectué un bon bout de chemin sur eux-mêmes pour en être là de façon aussi décontractée, à souhaiter que l'accouchement soit le plus naturel possible et à avoir tout fait pour qu'il le soit dans des conditions de sécurité optimales ».

Un bout de chemin qui a débuté sept mois auparavant, suite à une conférence que j'ai effectuée dans leur école de naturopathie vitaliste.

Anne et John avaient vécu une expérience tellement frustrante d'accouchement par césarienne pour leur premier né Victor, qu'ils s'étaient promis d'aller plus loin dans la préparation à la venue au monde de leur deuxième enfant.

Du coup, ils avaient sollicité mon accompagnement de Passeur d'âme® dans un premier temps pour effacer la douleur résiduelle de la cicatrice de la césarienne, dans un deuxième temps pour rentrer en relation avec l'enfant et dans un troisième temps pour chercher à s'épanouir encore plus. Tous les deux ont eu ce courage, cette volonté du cœur d'oser prendre leur bâton de pèlerin pour effectuer le voyage intérieur qui permet la libération et l'accouchement préalable d'eux-mêmes.

Le futur papa a effectué trois séances qui l'ont empli de joie et de paix, des séances qui l'ont entre autres guidé dans sa relation à son futur enfant. Et au cours des quatre séances que j'ai effectuées avec la maman ainsi que des massages associés, je peux témoigner qu'Anne a réussi à établir et garder un lien de communication étroit avec l'âme de son enfant, un lien très rassurant pour l'un comme pour l'autre. J'ai constaté aussi qu'en dehors de la disparition rapide des douleurs résiduelles de sa cicatrice et de la libération de ses carapaces ou de ses fardeaux de victime dans la vie, Anne a pu nettoyer toute la problématique transgénérationnelle si prégnante chez chaque individu en début de vie. Il en a résulté une grande sensation de liberté, de légèreté et de bien-être profond. De plus, une fois cette œuvre effectuée, Anne a réussi à rentrer en contact avec la Terre-Mère pour l'aider dans son accouchement futur et lui faire découvrir la relation d'interdépendance des âmes. Elle a pu entrevoir au fur et à mesure des séances et de son épanouissement plus visible à tous niveaux, aussi bien son origine cosmique que son rôle futur potentiel dans la société. C'est un grand luxe pour une préparation à l'accouchement.

De plus, l'enfant lui a montré d'où son âme venait dans une vie précédente, ce qu'elle n'avait pas réglé et ce qu'elle venait chercher chez ses parents. Qui rêverait mieux que ça ? La conscience supérieure d'Anne lui a aussi indiqué à l'avance comment elle allait accoucher. Comment ne pas se sentir plus en sécurité que ça, sachant que néanmoins les précautions ont été prises pour aiguiller l'accouchement vers l'hôpital au moindre signe de difficulté réelle ? Quand une future maman et un papa ont la joie de se préparer à assumer eux-mêmes la venue d'un enfant, il m'apparaissait aussi important que lors de l'établissement de leur projet de naissance souhaité, ils aient une bonne idée des différentes étapes du processus d'accouchement, de la façon dont on conduit une voiture lorsqu'on s'apprête à aborder une série de virages. Il y a des repères à avoir dans chacune des phases des virages à négocier, des attitudes spécifiques à prendre (posturales, respiratoires), des actes à effectuer, des orientations et des décisions à prendre parfois, pour qu'au final la conduite soit la plus fluide possible, la plus naturelle qui soit. Le travail préparatoire de partage du projet de naissance a été effectué sereinement au préalable en harmonie avec tous les amis qui soutenaient concrètement Anne et John dans leur belle aventure. J'ai eu beaucoup de bonheur à y participer et à amener ma pierre à l'édifice.

Voilà pourquoi à 3 heures du matin en arrivant pour accompagner Anne dans son accouchement, j'ai trouvé une équipe si sereine, si en phase dans le silence, chacun sachant bien sa place et les gestes à effectuer pour aider au mieux à ce que le processus soit le plus naturel possible, afin qu'il y ait le moins d'interventions externes possible.

Je crée une ambiance musicale avec une petite musique de relaxation, une ambiance olfactive avec la diffusion d'encens Oliban, une ambiance visuelle avec la lueur de deux bougies. Je prépare l'ambiance physique avec une table basse de salon reconvertie en plancher sur lequel la maman va se tenir pour accoucher, une barre de maintien que j'ai prise à partir d'un des tréteaux de mon propre bureau. Je mets en place un grand miroir incliné en face de la maman afin qu'elle suive et pilote elle-même son accouchement et un grand tableau d'un mandala « spécial naissance et passage d'un monde à un autre » réalisé par mon épouse, afin de procurer inspiration spirituelle, centrage et concentration.

Tout est fait pour qu'Anne accouche dans une liberté d'émission de sons et de mouvement totale, en se sachant juste soutenue par un environnement silencieux. Cet environnement est là pour ne pas perturber l'aspect instinctif et limbique de l'événement, pour ne pas contrôler ce qui est de l'ordre de la nature, pour ne pas interrompre avec un raisonnement cortical une si belle concentration focalisée dans ce toboggan de naissance.

Dans cette phase de travail où débutent les contractions, Anne est heureuse de découvrir l'effet salvateur des quinze points d'acupuncture de naissance connus de la MTC que je pratique avec uniquement mes doigts de lumière (détente, descente des énergies vers le bas, ouverture du col de l'utérus, réduction des douleurs contractiles et dilatation des tissus spécifiques à l'accouchement, délivrance finale de l'enfant). Mon action ne l'empêche nullement de bouger sur son lit dans la phase de travail, puisqu'elle est tantôt à quatre pattes, tantôt sur le côté. Quand la tête de l'enfant se met à descendre comme prévu grâce à la guidance rassurante de la main du papa (le papa ayant pratiqué l'haptonomie), nous constatons qu'il n'est pas « en siège ». Tout se déroule à merveille.

Avec un utérus cicatriciel, les parents n'auraient pas choisi de continuer l'accouchement à domicile si l'enfant se présentait en siège. La maman reste calme, centrée sur ses contractions. Le liquide résiduel qui s'écoule de la poche des eaux est toujours clair, transparent et jaunâtre, signe que le bébé ne montre pas de souffrance fœtale. Nous avons tout notre temps, le temps que la nature donne usuellement pour que le miracle de la vie opère.

Après la séance d'acupuncture, mon rôle d'accompagnant se modifie. Je change de musique d'ambiance pour mettre des sons naturels de dauphins et surtout de baleines. Puis je me cale sur le rythme des contractions d'Anne pour effectuer un massage des vertèbres du dos, au fur et à mesure de la descente de la tête de l'enfant le long de la colonne vertébrale : D11, D12, L1, L2, L3, L4, puis S1. J'ai vraiment la sensation d'avoir déjà fait cela et d'être bien à ma place. Pourtant c'est le premier accouchement où j'interviens ainsi activement.

À 4 h 30 du matin, le col devient suffisamment ouvert pour se rendre compte à la fois que la tête du bébé prend bien l'axe oblique du détroit supérieur du bassin et à la fois que la position de la tête est bien rentrée et non relevée. L'équipe au complet est rassurée : l'enfant va naître par les voie basse et nul besoin de prévoir d'aller en urgence à l'hôpital. La phase active des contractions débute donc, avec des contractions d'une minute trente environ espacées d'autant.

La maman monte alors sur la table basse prévue pour l'accouchement et prend naturellement la position accroupie ancestrale que tant et tant de femmes connaissent, avec le ventre en avant et le bébé obéissant à la loi de gravitation naturelle. En ayant face à elle le mandala et le grand miroir, elle peut tantôt puiser une énergie sacrée, tantôt suivre l'évolution naturelle de la descente de l'enfant. Son amie ostéopathe la soutient derrière. Son autre amie, très maternelle et enveloppante, l'accompagne à sa droite pour qu'Anne reste concentrée dans les inspirations et les expirations sans être embarquée dans le mental. Cette amie surveille aussi d'un œil sa fille de quatorze mois qui joue tout en observant toute la scène et en donnant des signes à sa façon sur ce qui se passe au-dedans pour l'enfant. Le papa est accroupi aux pieds d'Anne avec une main rassurante pratiquant l'haptonomie de naissance. Quant à moi, je me mets sur sa gauche pour être en phase silencieuse avec ses mouvements.

Mon rôle se modifie là encore. Maintenant que cette phase débute, je me cale sur le corps de la maman, en plus de suivre son rythme de contraction. Ma conscience supérieure m'aide à synchroniser mes mouvements sur les siens. Anne le ressent tout particulièrement puisque son feedback paraverbal positif (le regard, le sourire, les hochements de tête) acquiesce à cette spontanéité du positionnement personnel ressenti comme juste.

Puis la phase de transition avant accouchement débute. Je capte, maintenant que l'intensité des contractions augmente beaucoup plus fortement, que c'est très précisément là que la maman a besoin de rappeler à sa conscience le travail préalable qu'elle avait fait pour réduire les douleurs. Car c'est dans cette phase que de façon toute normale la maman peut avoir la sensation de se sentir en perte de contrôle ou d'énergie, vu l'effort soutenu des heures préalables passées dans ces séries de contractions. Comme dans sa préparation prénatale, elle a mis en engramme en état d'autohypnose la consigne verbale spécifique pour réduire les douleurs, il suffit de la rappeler au moment opportun et de constater ce qui va se passer. Elle-même, n'ayant pas rencontré d'exemple de douleurs dans l'intervalle, ne sait pas ce que cela va donner. Je m'approche donc de son oreille et je lui souffle délicatement le code clé. Quel constat impressionnant de voir la douleur chuter magistralement lors du pic le plus intense des contractions, dès enclenchement de cette consigne antidouleur ! Anne est heureuse de pouvoir continuer à ressentir le vécu de l'accouchement sans souffrir outre mesure. Quelle ode à la libération finale !

Je mets à ce moment-là une bouillotte sur le bas de son dos pour la soulager un peu. Elle apprécie.

Voyant qu'elle va arriver dans la phase d'expulsion de la tête dans le vagin, je change à nouveau de musique. Les chants tibétains de souhaits pour l'éveil, qu'elle a choisi avec moi deux mois auparavant, juste en écoutant un extrait, délivrent toutes leurs harmoniques. Leurs basses fréquences sont si utiles pour l'ancrage de la maman et du bébé, si essentielles pour l'éveil sacré de l'incarnation de l'âme lorsque la tête va déboucher dans l'univers atmosphérique et recevoir la bénédiction des cieux et des dieux.

Quand la tête du bébé s'engage ainsi en partie basse, l'amie ostéopathe invite Anne à faire une relecture de la position de l'enfant et de ses propres sensations. La maman peut seulement maintenant commencer à pousser. Toute l'équipe synchronisée sur elle la soutient dans cet effort rythmé par les contractions. Seul le papa l'encourage verbalement, tandis qu'elle se concentre sans parler ni crier sur la poussée, afin de ne pas priver son diaphragme du rôle de piston. L'ouverture périnéale se fait de plus en plus. La tête de la maman lovée dans le creux de mon épaule droite appuie fortement lors des poussées, comme pour contrebalancer cet effort de poussée effectué au niveau du bassin. La maman m'évoquera ensuite que c'est comme si elle venait chercher par cet appui sur moi la liaison avec le Père Ciel, tandis qu'elle avait ses pieds plantés dans la Terre-Mère. Pour ma part, je me mets maintenant spontanément à émettre des sons « OM » en voix très grave, comme pour propager par résonance le signal de l'éveil à la vie terrestre que je capte en provenance du Ciel. Puis, je m'esquive à la cuisine quelques instants pour préparer une bassine d'eau chaude et propre réglée sur la température du corps. Je reviens vers Anne et avec des gants de toilette successifs, j'applique le gant chaud et humide comme une compresse sur la base de son périnée. Elle apprécie grandement cette chaleur bienvenue qui favorise la dilatation de son périnée et lui évite ainsi toute épisiotomie.

Après trois à quatre poussées, la maman a vraiment le sentiment d'être à bout de souffle. Elle murmure :

« J'en peux plus ! » Les deux femmes, mues par une même synchronie, le même élan solidaire féminin de celles qui ont déjà vécu cela, rétorquent en chœur :

« C'est normal ! Cela prouve que le bébé est sur le point de sortir ». Cela redonne des forces et du cœur à la maman pour les dernières poussées, en même temps qu'en plongeant ses yeux dans les yeux de son époux elle y trouve une autre force, une force d'amour et de confiance en la vie, un lien avec l'univers tout entier que les mots ne peuvent décrire.

La petite fille de quatorze mois se met à jouer avec la porte de la chambre à coucher, en l'ouvrant et en la fermant continuellement de façon rythmée. Dans cette nouvelle contraction qui la prend, Anne et aussi l'amie ostéopathe voient là le signal que l'arrivée de l'enfant est maintenant imminente. La guidance de la main rassurante du papa tout au long du processus de descente a produit ses effets. La paume aimante de cette main va pouvoir maintenant accueillir son enfant dans ce nouveau monde, jusqu'à la prise de relais par la maman à la sortie, comme une vague ondulante qui conduit du ciel Père vers la Terre-Mère.

C'est ainsi qu'aux premières lueurs de l'aube nous voyons une tête dépasser. Je réduis la luminosité dans la pièce. Nous n'en avons plus besoin et il vaut mieux que l'enfant naisse dans une semi-pénombre. Anne arrête de pousser et prend une respiration haletante. Comme l'enfant a le cordon enroulé autour du cou, mais qu'Anne est restée accroupie, je constate que le cordon n'enserre nullement le cou. Le placenta étant descendu avec, il y a beaucoup de marge pour que tranquillement John passe doucement et prudemment le cordon autour de la tête.

Dans la foulée, maintenant que le corps de l'enfant se met dans l'axe de la colonne vertébrale de la maman, une épaule vient, puis très rapidement l'autre, et enfin le corps tout entier sort d'un seul trait avec une fluidité surprenante, comme un mouvement très aquatique.

Il est 6 h 27. John déclare qu'un fils est né : il s'appelle Louis. Leur fils pousse un premier vagissement léger, signe d'une naissance paisible, puis découvre ce que respirer signifie. Le papa et la maman soutiennent leur fils incliné vers le bas encore quelques secondes pour une désobstruction manuelle. Puis John tend son fils vers Anne pour qu'elle capte le premier regard. Devant une maman tout en émotion de joie, Louis n'ouvre pas les yeux au départ. Ce n'est que quelques secondes après, tandis que la maman s'allonge, que l'enfant plante ses yeux dans le regard de son père. Le papa tout heureux amène ensuite délicatement l'enfant contre le corps de la maman. Anne le met tout de suite au chaud contre elle et nous les couvrons, afin que ni l'un ni l'autre n'aient froid en ayant ainsi chacun perdu une partie chaude de l'autre.

Nos regards illuminés et heureux s'échangent mutuellement. Puissamment guidés, nous avons tous fait un sans-faute pour aller vers cette naissance, la plus naturelle possible, une naissance qui redonne à la maman la totalité de son pouvoir de procréation. La phase active de l'accouchement, depuis le moment où elle est montée sur la table, a duré en tout et pour tout deux heures.

Et à partir de là, nous avons droit à un spectacle merveilleux, le spectacle de la vie. L'enfant ouvre tout doucement l'un de ses petits bras pour brasser l'air environnant, puis le deuxième. Il étend progressivement une jambe, puis l'autre. Il déploie tranquillement son petit corps, à son rythme, dans le silence et le respect le plus total. Ce passage du monde aquatique d'où il vient, au monde aérien qui est le nôtre, se fait en douceur. Il s'ouvre au monde et s'épanouit comme une fleur naissante sans aucune violence. Et un enfant né sans violence a peu de chance d'adopter plus tard cette notion de violence comme mode de fonctionnement. L'enfant se met alors à ramper vers le sein gauche de la maman et boit ses premières gouttes de colostrum.

Tous les amis sortent alors de la pièce afin de réserver un quart d'heure aux deux parents en silence avec leur enfant, juste dans le toucher, le sourire et l'échange de regards. C'est aussi un moment particulier pour libérer l'enfant des charges de ses parents et démarrer la vie en pleine autonomie. Quel bonheur !

La coupure du cordon est faite par John au bout de ces dix à quinze minutes de pause, tandis que je pratique à nouveau la digipuncture de naissance pour favoriser maintenant l'expulsion placentaire. Pendant ce temps, l'ostéopathe placée vers la tête de la maman entreprend un premier travail avec l'enfant comme elle le fait déjà dans la maternité où elle intervient.

Puis, nous inversons les rôles juste après la coupure du cordon, car les contractions reprennent et le placenta s'annonce à son tour. Comme Anne souhaite que je la soutienne en position semi-assise pour la délivrance finale, je me cale derrière elle. John réceptionne délicatement l'ensemble composé du placenta, de la membrane utérine qui forme un sac complet à l'exception du trou de sortie du bébé et du caillot de sang rétroplacentaire naturel. Tout se libère de façon la plus naturelle et la plus simple. La sensation réparatrice et réconfortante de cette matière molle et tiède qui se glisse tout en douceur, est pour la maman très agréable, tant elle contraste avec la sortie préalable du corps très dense de son fils. Papa vérifie l'intégrité du placenta, puis il termine la toilette d'Anne en vérifiant qu'il n'y a aucune déchirure ni séquelle hémorragique.

Une demi-heure après l'expulsion finale, le fiston est tranquillement au sein et au chaud pour sa première tétée, les yeux grands ouverts. C'est le moment que choisit son frère aîné Victor, âgé de deux ans et demi, pour se réveiller. L'accouchement ne l'a pas dérangé. Il est très heureux de voir Louis, son petit frère.

Puis une heure après, tandis que John a mis au four une délicieuse fondue de poireaux, Anne est de nouveau sur pied pour célébrer au milieu de ses amis cet événement sacré majeur dans la vie de toute femme. Nous sommes aux anges et la fête est complète.

Quatre jours après la naissance, la maman nécessite un autre massage énergétique libérateur pour enlever les charges et les carapaces issues de l'épreuve.

Il est à constater que ce massage libère principalement des effets du spleen du vide de l'après-accouchement (le baby-blues), puisqu'il permet à la maman de retrouver sa connexion sacrée perdue par un travail très physique. Le constat sur la localisation des charges qui s'en vont, me permet de dissocier les charges dues à l'épreuve de la maman (pieds, bassin et jambes de la maman) des charges dues à l'épreuve de l'enfant (inscrites sur la tête et les épaules de la maman).

De plus, ce travail réactive certains points d'acupuncture liés à l'accouchement permettant une plus rapide fermeture du col de l'utérus et de tout le giron féminin.

Au final de cette expérience magnifique, je sais que je suis transformé, que je ne regarderai plus la naissance d'un être de la même façon. Je réalise, ô combien, c'est peut-être l'acte le plus beau et le plus sacré qu'il m'ait été donné d'accompagner dans ma vie. Je rends grâce à ma tante qui était sage-femme et qui m'a guidé de l'intérieur dans cette expérience.

Dans sa vie elle a dû beaucoup apprécier d'aider à la venue au monde de très nombreux enfants.

Je formule le souhait que de nombreux couples réalisent toute la beauté d'une telle naissance, la plus naturelle et la plus simple qui soit. Certes, elle demande pas mal de préparation pour les couples et les accompagnants, mais quel fabuleux résultat au bout de l'expérience : l'accouchement de toute une équipe, en même temps que celui d'un petit d'homme accueilli comme il se doit sur notre belle Terre en pleine phase de mue elle aussi.

Merci, Patrick, pour ce beau témoignage.

Comme il l'a expliqué, Patrick, dès son arrivée, s'occupe de l'ambiance matérielle, un miroir devant Anne, un mandala de son épouse Élisabeth, une musique de fond, des bougies, un diffuseur d'huile essentielle et surtout un tréteau, pris sous son propre bureau pour qu'Anne puisse s'accrocher et soulager la position accroupie qu'elle ne quitte plus maintenant.

Puis, Patrick trouve naturellement sa place, sur la gauche d'Anne, l'aide avec tous les outils qu'il possède, et permet à Anne de s'ancrer encore plus dans ce que j'ai appelé sa bulle. Elle se prolonge bien dans les contractions et avec le bébé, comme Max le lui a appris. Vraiment, je sens chacun à sa place et suis pleinement confiant dans la suite de cette expérience.

Mais voilà qu'arrivent les derniers acteurs de cet événement, Hélène, sa fille Gaïanne, quinze mois, et le chien Dicken.

Vite j'installe un lit parapluie pour Gaïanne dans la chambre d'ami, mais non, elle ne veut pas dormir et se retrouve donc à quatre heures du matin avec nous dans la chambre pour accompagner Anne.

Mais je laisse la plume à Hélène, pour qu'elle vous relate ce qu'elle a vécu.

Témoignage d'Hélène

Cher Louis, je suis Hélène, la maman de Gaïanne, qui avait quinze mois à l'époque. Nous étions présentes le jour de ta naissance.

Je me souviendrai longtemps comment tu es arrivé à l'aube d'un mercredi du mois de mars. Ce jour-là fut une journée pleine de soleil, dans les cœurs et dans le ciel immense.

Je te suis reconnaissante à toi et aux parents que tu as choisis, d'avoir partagé avec moi cette expérience de la vie, dans une communauté chaleureuse des cœurs et des esprits, autour d'un projet de naissance à la maison.

Voici comment j'en suis venue à être présente ce jour-là : j'avais fait la connaissance de tes parents, John et Anne, lors de leurs cours de biokinésie. Anne était enceinte de toi et John l'avait finalement relayée pour les cours. Alors que le groupe prenait des nouvelles de ta maman, ton papa nous fit part de leur souhait de vivre l'accouchement à la maison. Et de ce fait, il nous parla des difficultés qu'ils rencontraient pour trouver une sage-femme qui accompagnerait ce projet de naissance, et de leur résolution, malgré tout, de mener ce projet à terme, même sans sage-femme. Et ton père termina cet échange en lançant à la ronde une invitation à ceux qui souhaiteraient se joindre à eux ce jour-là.

J'étais très étonnée par cette ouverture, cette invitation au partage, au-delà du cercle familial. Et le récit de ton père me renvoyait à ma demande, à l'époque où j'étais enceinte de Gaïanne, de vivre l'accouchement, éventuellement, à la maison, sans que le projet n'aboutisse finalement, j'avais été arrêtée par le défaut de sage-femme pour cette situation.

À cet instant, tout ce qui était vivant en moi s'est réveillé et s'est mobilisé : je voulais être présente et accompagner ce projet en partie.

Avec tes parents, nous avons fait plus ample connaissance. Ils ont pris soin de m'expliquer de quelle manière ils préparaient cet accouchement naturel. Deux de leurs amis seraient également présents. Nous avons aussi échangé sur la vie et surtout son revers : une naissance, malheureusement, parfois, n'amène pas toujours (que) la vie... Il était important d'être consciente que nous pouvions vivre aussi cette expérience.

Je portais l'excitation, l'attente et la conscience d'une expérience particulière, ces derniers mois.

Un soir, mon compagnon (Nicolas), est rentré du cours de biokinésie en m'annonçant qu'Anne, ta maman, avait perdu les eaux... et que je pouvais donc m'attendre à être contactée à n'importe quel moment. Gloups ! Déjà ? Il me semble que c'est un peu prématuré, d'après mon souvenir. Pourvu que tout se passe bien...

C'est le lendemain, en pleine nuit, que le téléphone a sonné. Mon sang n'a fait qu'un tour : c'est vraiment maintenant que tu as décidé de venir au monde et j'ai le trac soudainement. Ma petite fille et le chien viennent avec moi, j'avais dans la tête des histoires d'accouchement de vingt-quatre heures... mieux valait prévoir.

La route a été longue dans cette nuit noire, à peine réveillée et bien attentive au gibier errant. Je suis arrivée à bon port et j'ai franchi le seuil de ta future demeure : quelle surprise ! Déménagement ou accouchement ? La grande table de la cuisine n'est plus que montagne de linge, des piles d'affaires se dressent par terre et partout où c'est possible. Visiblement, tu as pris tes parents de court. Ce sentiment d'urgence m'apporte quelques inquiétudes, quelques appréhensions.

De la chambre désencombrée, j'entends ta maman gémir, et de la musique. Un grand tableau mandala fait face au lit, une douce lumière éclaire Anne, Patrick et Sophie qui sont déjà arrivés, il fait chaud : C'est une petite bulle autour de ta maman en plein travail. Je me souviens avoir été impressionnée par les compétences que chacun apportait : Sophie massait ta maman, Patrick connaissait les points d'acupuncture, vérifiait si la position était confortable, avait recherché et appris le déroulement d'un accouchement dans la moindre étape, et il rappelait à Anne de temps à autre les exercices de relaxation en rapport avec la gestion de la douleur... John s'affairait à rassembler quelques affaires. Et j'ai été prise de panique d'être venue juste comme cela, très confiante sur le travail que John et Anne avaient effectué pour la préparation. J'étais là... Et ensuite ???

Cette déroute passagère a été vite dissipée par l'accueil plein d'humour de ton papa, qui m'a présenté ladite équipe médicale et les fonctions de chacun, en m'attribuant le rôle de sage-femme, puisqu'il était vacant...

J'ai pris alors place auprès de ta maman, sur le lit et naturellement, j'ai commencé à suivre sa respiration. Et c'est ainsi que je l'ai accompagnée, de mon souffle. Après tout, lors de mon accouchement, garder le souffle m'avait tellement aidée à ne pas perdre pied face à la douleur, ni à la subir, mais plutôt à l'intégrer et à chevaucher avec elle. Alors, nous avons respiré ensemble...

Entre-temps, ma petite Gaïanne, refusant de se rendormir, nous a rejoints au cœur de l'action sur le lit. Le chien (Dicken) ne trouva d'ailleurs pas meilleur endroit pour ronfler qu'au pied de ce même lit. Ta maman était concentrée à accompagner ta descente, et autour d'elle, ça massait, ça discutait peu et ça encourageait... La nuit s'écoulait ainsi doucement. Ton frère Victor dormait profondément, pendant que Gaïanne explorait la chambre en croquant sa pomme, et que le chien roupillait toujours.

Un instant, j'ai eu l'impression que Sophie et Patrick intervenaient plus, en proposant à ta maman de changer de position, en appliquant des compresses chaudes, en massant précisément à certains points... J'ai compris après coup que le travail bloquait peut-être un peu. Malgré cette ambiance de massages, de musique, de chaleur et d'encouragements, la fatigue aurait envie de prendre le dessus. Je regarde par la fenêtre et je m'étonne de voir déjà la nuit céder lentement la place au jour.

À nouveau, beaucoup d'encouragement pour ta maman qui fatigue, s'impatiente et peut-être doute en cet instant. Gaïanne vient lui caresser doucement la tête. Je l'embrasse. Ton papa regarde où tu en es.

Ta maman n'en peut plus et toi, tu n'es plus très loin. Alors chacun entoure ta maman d'affection pour ces derniers moments essoufflants.

J'ai détourné un peu la tête, malgré moi, à ce moment crucial, j'ai pensé à la vie et à la mort emmêlées et toi, tu es né Louis, un petit d'homme plein de vie, avec l'aube.

Un grand soulagement et une grande joie sont entrés dans mon cœur. Merci la vie !

Merci Hélène, Gaïanne et Dicken.

Imaginez, amis lecteurs, Anne accroupie sur la table basse, soutenue dans son dos par Sophie, Patrick sur sa gauche, Hélène sur sa droite, moi à genoux au sol devant elle, Gaïanne jouant dans la chambre et le chien Dicken en train de dormir entre mes jambes. Avouez que c'est une scène peu banale pour un accouchement, mais l'ambiance est détendue, silencieuse, feutrée. Tout est en place pour accueillir cet enfant dans le respect d'une naissance naturelle, tel que Frédéric Leboyer la décrit dans ses ouvrages.

La nuit s'étire, et la tête de l'enfant se présente bien ; ouf, ce ne sera pas une naissance par le siège. Mais voilà que Gaïanne se coince les doigts dans les tiroirs de la commode. Aussitôt Sophie me fait comprendre que le bébé bloque dans son passage. Effectivement, la progression ne se fait plus, je place ma main sur la vulve de Anne, et celle-ci demande au bébé de descendre dans ma main. Et, oh magie de l'haptonomie, ce dernier reprend sa lente progression pour venir se placer dans ma main, comme il l'a fait tant de fois pendant la grossesse.

Je regarde encore une fois tous les participants de cette aventure. Sophie est d'une présence incroyable, elle est connectée avec Gaïanne, comme à son habitude avec les enfants, et se prolonge avec Anne, en lui soutenant le dos ; quelle force, elle n'a pas bougé depuis qu'Anne a pris sa position accroupie. Patrick veille sur Anne avec bienveillance et gère tout l'aspect « matériel », il change les musiques en fonction des phases de l'accouchement. Phases qu'il connaît sur le bout des doigts, il s'est vraiment investi à fond pour cet accouchement. Il veille à la lumière, et surtout accompagne Anne dans les contractions en lui rappelant ce qu'ils ont préparé ensemble, ou en la massant doucement.

Hélène a les yeux plongés dans ceux de Anne et l'accompagne par la respiration, et lui donne à cet instant un amour maternel qui manque tant à Anne.

Gaïanne joue dans la chambre en croquant une pomme, et lorsqu'Anne se sent un peu plus faible, vient lui caresser les cheveux.

Et surtout, je regarde Anne, je l'admire. Quand mon regard croise le sien, j'y vois une force et une confiance que nous les hommes ne pouvons atteindre que dans des circonstances qui nous dépassent et nous obligent à nous surpasser. Mais là, cela me paraît naturel dans son regard, et tout mon amour pour elle, pour ce qu'elle est, ce qu'elle vit en ce moment, ne pourrait s'exprimer à travers des mots. Je ne peux lui faire passer cet amour que dans mon regard. Mais c'est le sentiment d'être à ma juste place, sans inquiétude qui est le plus fort à ce moment, et me permet de rester aussi serein, aussi confiant.

Je regarde une dernière fois où en est le bébé, la tête est maintenant bien engagée. J'en fais part à Patrick qui revient aussitôt avec une bassine d'eau chaude et des gants de toilette pour que je les applique sur la vulve de Anne et aider à la dilatation.

Gaïanne joue avec la porte de la chambre, elle l'ouvre, la ferme et recommence. Sophie comprend aussitôt que le bébé n'est plus très loin. Il est donc temps pour Anne de commencer à pousser. Et oui jusqu'à présent, c'est le bébé aidé de la gravité qui a fait son chemin « seul ».

Mais là, ami lecteur, mon mental reprend le dessus. Je ne sais plus. Je demande à Hélène et Sophie quand Anne doit pousser... Pendant les contractions ou entre ? Le sourire d'Hélène et le calme de Sophie m'apaisent. Je me reprends bien vite et encourage Anne à pousser pendant les contractions. Mais voilà qu'elle aussi baisse les bras ; elle nous exprime qu'elle n'en peut plus. Hélène et Sophie lui disent que c'est bientôt fini, et sur la contraction suivante tout le monde encourage Anne de la voix, et là je vois la tête du bébé qui sort. Je regarde Anne et lui dis qu'il arrive, elle voit la tête et sur la

155

contraction suivante c'est tout le bébé qui sort d'un coup et que j'accueille dans mes mains. Il est environ 6 h 30 du matin, et le jour commence à poindre.

Je suis subjugué par ce petit être, je le regarde et vois que c'est un garçon. Alors j'annonce à Anne en lui tendant ce petit être : « C'est un garçon, Anne, je te présente Louis ! ».

Anne le prend et veut le plaquer sur elle, mais je retiens son geste, je viens seulement de me rendre compte que le cordon passe autour de son cou. Je demande à Anne de le baisser un peu et dégage le cordon. Anne peut enfin s'asseoir et tenir cet enfant tout contre elle, en peau à peau. Il ouvre la bouche et inspire un peu d'air, un petit cri, presque inaudible, puis il referme la bouche. Je ne suis pas inquiet. Le cordon bat toujours, donc il a tout l'oxygène qu'il lui faut. Et enfin sa petite poitrine se met à se gonfler et se dégonfler. Cette fois ça y est, il est dans un monde aérien. Je ne couperai le cordon que quand il aura cessé de battre, à peu près dix minutes plus tard.

Nos amis nous félicitent et sortent de la chambre. Nous souhaitons la bienvenue à Louis et le déchargeons de nos fardeaux. Il n'a toujours pas ouvert les yeux. Je suis derrière Anne, elle s'appuie sur moi et ma tête sur son épaule, je regarde ce fils que la vie nous a envoyé. Et c'est le moment que Louis choisit pour ouvrir les yeux et plonger son regard dans le mien. Je n'ai pas les mots pour exprimer ce que je ressens quand il me fait ce cadeau de son premier regard sur la vie extra-utérine. Mais le voilà qui déplie un bras et l'allonge, le ramène et recommence avec l'autre bras puis avec chacune de ses jambes. Il découvre l'espace... Là aussi, quel émerveillement pour nous !

Alors que nos amis reviennent, les contractions reprennent, Anne va expulser le placenta. Ce dernier sort tout simplement et après avoir vérifié qu'il est bien en entier, je le sors de la chambre. *Je l'enterrerai un peu plus tard dans la journée au jardin, et je planterai un pêcher au-dessus.*

Louis se met à ramper sur le ventre de sa mère et va attraper le sein gauche et commence à téter. Nous sortons de la chambre et laissons Anne et Louis en parfaite communion. J'en profite pour sortir du congélateur un gratin de poireau que nous réservions pour l'événement. Et c'est le moment que choisit Victor pour se lever et nous rejoindre. Je l'emmène dans la chambre pour lui présenter son petit frère toujours au sein. Il le regarde et dit à sa mère : « Je voulais une petite sœur moi ! ». Mais très vite, il adoptera son petit frère et en sera très fier, mais pour l'heure le gratin de poireau l'intéresse beaucoup plus.

Chacun essaye de trouver un bout de place sur la table hyper encombrée de la cuisine. Puis je téléphone à Max, qui me dit qu'il avait senti que le travail était commencé hier vers 23 heures. Incroyable non ?! Mais il pleure de joie en me disant :

« Vous l'avez fait, vous l'avez fait ! ». Puis Patrick téléphone à la maternité de Blois pour annoncer la nouvelle aux sages-femmes. Elles lui avouent qu'elles sont soulagées, elles étaient très inquiètes quand nous avons quitté la maternité hier. Puis, chacun à leur tour, ils téléphonent tous. J'appelle ma sœur pour lui annoncer la nouvelle, et j'espère, dans son malheur, lui ramener un peu de mon bonheur.

Puis très vite, trop vite, Sophie et Patrick repartent. Hélène restera jusqu'au milieu de l'après-midi avec nous. Elle partira au moment où ma sœur, mes parents et mon frère arriveront pour voir leur neveu et petit-fils. « Jojo », mon défunt beau-frère, aurait certainement beaucoup ri en voyant que c'était un garçon et pas une fille comme nous avions pu le croire.

Voilà une chose qui se termine, mais déjà la vie reprend ses droits et nous apprenons à vivre à quatre maintenant à la maison.

CHAPITRE 6

ET MAINTENANT

Le temps a passé depuis ce 19 mars 2008 où Louis est né par une belle matinée ensoleillée.

En juillet 2008, alors que Louis n'a que quatre mois, nous partons en camping-car sur les routes pour seize mois. Seize mois que nous nous sommes donnés pour vivre la naturopathie à 100 %. Durant ce voyage, nous avons passé un mois au Portugal et quarante-cinq jours en Allemagne au bord du lac de Constance. Ce voyage fut très riche pour nous quatre.

En novembre 2009, nous recommençons doucement à nous sédentariser. Nous sommes dans la Haute-Vallée de l'Aude au sud de Limoux. En décembre 2010, Philippe Dargère, directeur de l'école de naturopathie

« Univers », décède, suite à une tumeur au cerveau. Ce fut un véritable choc pour moi. Nous n'avons absolument pas remis en cause la naturopathie. Marchesseau lui-même disait : « Toutes les maladies sont guérissables, mais tous les malades ne le sont pas ». Nous avons accepté le meilleur pour Philippe. Mais je considérais Philippe comme mon maître spirituel…

Merci, Philippe, d'être parti si violemment et si prématurément, car tu m'as fait comprendre que mon seul maître est ma conscience profonde, que je suis la seule à détenir ma propre vérité et qu'il est temps pour moi d'apporter toute ma lumière au monde.

Chantal Dargère, depuis la mort de son mari, poursuit l'enseignement au sein de l'école « Univers ». Elle est accompagnée, aujourd'hui, de ses filles, Gladys et Ingrid. John et moi-même, nous assurons également quelques cours au sein de l'école. Et pour ma part, ce sont des cours en périnatalité bien sûr.

Le 21 mai 2011, exactement dix ans après notre rencontre, John et moi-même nous nous marions. Louis a alors trois ans et Victor presque six ans.

Nous assurons l'école à la maison pour nos enfants. En août 2011, nous déménageons pour six mois sur l'île de Ré. Eh oui, nous avons encore envie de bouger. Et depuis le 30 mars 2012, nous habitons dans un petit village très sympathique ; Montclar-Lauragais,   à quarante kilomètres au sud-est de Toulouse. Le Sud nous manquait trop !

Le 25 août 2013, le jour de la Saint Louis, notre ami le Dr Max Ploquin nous quitte. C'est Bruno Audousset, maïeuticien à Rochefort en Charente-Maritime, qui reprend tout le fabuleux travail de Max.

Nos enfants sont aujourd'hui scolarisés ; sur leur propre demande (Victor à l'âge de huit ans et Louis à six ans). L'acclimatation à l'école publique s'est faite très facilement dans le sens où leur niveau scolaire était bon. Nous sommes fiers de nous-mêmes John et moi. Notre enseignement a porté ses fruits, même s'il n'a pas toujours été facile pour nous deux de nous positionner en tant qu'instructeurs. J'ai beaucoup de respect envers les professeurs des écoles. Ils font un fabuleux travail.

Sur le plan social, l'acclimatation de Victor à l'école a été un peu plus difficile. Victor a eu besoin d'à peu près un an et demi pour se mélanger spontanément à ses camarades de classe. Son arrivée parmi nous par césarienne le laisse encore un peu sur sa réserve. Mais nous le voyons s'ouvrir, un peu plus chaque jour, à l'aventure de la vie. Éric Collinet, le professeur des écoles de Victor cette année n'est pas étranger à cela. Éric sait solliciter la curiosité naturelle des enfants et veille à donner de bonnes bases à ses élèves pour leur scolarité future. Je pense même que sa motivation profonde va bien au-delà de sa profession d'instructeur. Il donne beaucoup de lui-même et cela a suscité l'envie chez Victor de se dépasser et de surmonter ses faiblesses.

Pour Louis les choses sont totalement différentes. Il est né quand il l'a souhaité, il s'est ouvert à son propre rythme au monde. Il va donc très spontanément vers les autres. Il est invité à tous les anniversaires de ses camarades de classe. Cela nous demande toute une organisation pour respecter au mieux l'alimentation spécifique au tube digestif de l'homme.

Au cœur du Lauragais, John et moi-même nous développons nos activités autour de la naturopathie. Nous ne nous définissons d'ailleurs plus comme naturopathes, mais comme naturovitalistes. Cette notion d'énergie vitale que nous sommes capables de capter pour vivre et nous auto-guérir nous semble vital justement. Nous proposons des bilans de vitalité, des consultations de suivi, différents soins liés aux techniques naturovitalistes (réflexologie plantaire, modelage, moxa, magnétisme…). Nous venons également d'ouvrir une sorte d'université populaire naturovitaliste où nous proposons un enseignement ponctuel (une à deux fois par mois) pour tous : cours théorique sur le système digestif, cours de gymnastique des organes internes spécifique aux intestins, cours théorique sur le système nerveux, cours de relaxation…

En tant que conseillers en hygiène et éducation périnatale nous suivons les couples qui souhaitent procréer dans les meilleures conditions. Nous proposons également notre accompagnement pour les femmes enceintes, car il n'est jamais trop tard pour se prendre en main pour le bien de son enfant et de soi-même.

Enfin, nous avons ouvert en 2010 une unité de soins naturovitaliste à notre domicile. Nous y recevons les personnes souhaitant s'immerger totalement dans le naturovitalisme. Cet accompagnement est fabuleux, tant pour les personnes en séjour que pour nous-mêmes. Nous grandissons à pas de géants et sommes tous les jours plus émerveillés par la force et la beauté de la Vie. Et, cerise sur le gâteau : nous recevons très souvent des couples souhaitant procréer, ainsi que des femmes enceintes. Nous apportons pleinement tout notre potentiel, aujourd'hui, et nous continuons d'enrichir ce dernier pour enrichir autrui. C'est la magie de la Vie.

CHAPITRE 6

ET MAINTENANT

J'entame l'écriture de ce chapitre alors que, dans quelques jours, nous allons fêter le septième anniversaire de Louis. Il nous aura fallu tout ce temps et bien d'autres aventures pour terminer ce livre.

Mais quel émerveillement de voir grandir ses enfants jour après jour, les voir se construire et se construire soi-même ! Et quand je pense à tout le chemin que j'ai parcouru grâce à eux, à toutes les peurs que j'ai dû affronter, je ne sais que leur dire « merci » et leur montrer à quel point je les aime. Il ne se passe pas une journée sans que je ne leur dise : « je t'aime ! ».

La grande leçon que je tire de cette expérience, c'est qu'ils nous ont appris à faire des choix dans la vie, et à ne plus laisser les autres choisir à notre place. Bien sûr, ami lecteur, faire un choix n'est pas difficile. Ce qui est difficile c'est de se donner les moyens d'assumer ce choix et de s'y tenir.

Mais quand ce choix est juste, la vie vous apporte tout sur un plateau. Partir d'un premier accouchement par césarienne programmée pour arriver à un second accouchement naturel et à la maison n'est pas impossible.

Je mets quand même en garde les futurs parents, qui à la lecture de ce livre, voudraient se lancer dans cette formidable aventure. Il ne suffit pas de dire : « nous allons le faire ! ». Il faut trouver les outils qui vous correspondront et vous permettront d'y arriver. Et ensuite, il faut les appliquer quotidiennement jusqu'à l'obtention des résultats que vous vous êtes fixés.

Ce livre n'est pas un livre de recettes pour réussir un accouchement naturel à la maison, il n'est que le récit de ce qu'Anne et moi avons vécu. Chaque couple a sa propre histoire, chaque individu est différent. Même si je suis convaincu que la naturopathie vitaliste doit être la base, pour revenir à la physiologie humaine et sortir de cette physiopathologie des allopathes, chacun et chacune doit faire ses choix en connaissance de cause. Or, à l'heure actuelle en France, on ne propose aux futurs parents que la vision médicalisée d'un accouchement. L'allopathie n'offre pas d'autres choix, même si de nouvelles possibilités commencent à voir le jour, on reste dans une vision très médicalisée. Mais pour le confort de qui ? Des futurs parents ou de l'équipe médicale ?

Je ne suis pas là pour faire le procès de l'allopathie, qui a toute sa place dans l'accompagnement d'une grossesse et dans l'accouchement, mais qui, à mon sens, prend trop de place.

Revenons, ami lecteur, si vous me le permettez, à l'essentiel.

Victor, né par césarienne, a été un enfant où tout devait se faire vite. Il a marché avant l'âge de 1 an sans passer par la phase du quatre pattes. Il s'est mis à parler « comme un petit livre » très vite. Et pourtant, souvent, il avait du mal à finir les choses. Il ne s'en sentait pas capable, seul. Il nous a fallu souvent lui répéter : « Ce n'est pas parce que l'on t'a aidé à naître que tu n'es pas capable de faire les choses ! ». Je ne prétends pas que tous les enfants nés par césarienne présentent cet état d'esprit, je constate simplement ce fait chez Victor. À maintenant 9 ans, il n'a plus besoin d'entendre cette petite phrase, et il me fait penser aujourd'hui à un petit Bouddha, très serein et confiant dans la vie.

Louis est différent. Sa devise aurait pu être : « J'ai le temps, j'ai tout mon temps ! ». Il a marché bien après ses un an. Le quatre pattes lui suffisait. Il s'est mis à parler bien plus tard aussi, mais il a une telle ouverture au monde et aux gens que je dois l'avouer, il m'impressionne souvent. Il a été le premier à exprimer son envie d'aller à l'école. Nous faisions l'école à la maison au début, et même si maintenant ils vont tous les deux à l'école du village – ce qui est une très bonne chose – il m'arrive de regretter ces moments de partage et d'échange.

Bien sûr, chaque enfant est différent, et il est parfois difficile, pour nous, parents, de s'adapter à la spécificité de chacun. Je n'ai pas la prétention de dire que chaque enfant né par césarienne, sera forcément comme Victor. Je constate et vous relate simplement ce que nous avons vécu avec nos deux enfants.

Le chapitre suivant est un espace ouvert pour les mamans qui ont souhaité témoigner elles aussi dans ce livre. Je les en remercie et vous retrouve au chapitre 8 pour conclure et vous dire au revoir.

CHAPITRE 7

AUTRES TÉMOIGNAGES

Témoignage de Karine

J'ai vécu ma première grossesse en 1995 comme la plupart de ce que les femmes peuvent connaître quant au suivi... Je me suis remise entre les mains de la médecine ! Quand Guilhem est arrivé le 11 novembre 1995, nous venions de quitter Mont-de-Marsan depuis août et je suis arrivée en Haute-Saône où je ne connaissais personne. Nouvel univers hospitalier où les cours de préparation à l'accouchement étaient donnés en groupe d'une quinzaine de femmes. Il nous était dit d'inspirer pendant les contractions, de retenir et de pousser, pousser, pousser. Dans ce groupe, la sage-femme n'était pas particulièrement chaleureuse, pas de petit mot rassurant. Elle savait, elle nous guidait... Il nous fallait suivre !

Le 11 novembre, j'étais peu pressée de me rendre dans ce milieu hospitalier froid où la maternité était en travaux (donc pas de chambre individuelle pour les futures mamans). La salle d'accouchement m'avait impressionnée lors de la visite des lieux ; j'avais vu le masque à oxygène, le monitoring, pas de fenêtres, des lumières artificielles, le plateau d'instruments médicaux. Bref, j'ai attendu à la maison que les contractions deviennent très très intenses pour me rendre à la maternité, où je suis arrivée avec un col de l'utérus dilaté de moitié... Guilhem arriva trois heures plus tard. On m'a félicitée ; pour une primipare ça avait été très rapide, mais... j'ai été « épisiotomisée » sans mon accord. Une cicatrice me laissant pendant des années avec une insensibilité au niveau des rapports intimes avec mon mari. J'avais aussi une multitude de capillaires sanguins éclatés au niveau de mon cou, dû au fait qu'on m'avait dit de retenir ma respiration pour pousser et expulser le bébé.

Guilhem pesait trois kilogrammes huit cents, et la sage-femme a décrété qu'il devait aller en couveuse pour laisser sa maman se reposer pour la nuit. Il était 23 heures. Malgré l'allaitement maternel, les infirmières lui ont administré un biberon de lait en poudre pendant la nuit.

De retour dans ma chambre, une commerçante du coin avait accouché et occupait le lit voisin. Le lendemain, cette maman commençait à recevoir énormément de visites, alors que moi, nouvellement arrivée dans la région, je ne recevais personne. Le bruit de ces visites me fatiguait beaucoup et me mettait mal à l'aise pour allaiter mon petit et pour faire connaissance avec lui. J'ai vécu, alors, une intense dépression post-partum. Je pleurais tout le temps, sans vraiment avoir d'explications de la part du personnel médical. J'ai demandé à rentrer chez moi au bout de deux jours, en gardant le baby-blues de retour à la maison.

Pour Jacques qui est né le 31 mars 1999, je voulais connaître un autre accouchement, surtout pas à l'hôpital. Je n'ai fait que les deux premières visites avec l'échographie morphologique du cinquième mois, et ensuite je me suis dit : «Je me débrouille !». J'avais entendu parler de la seule maison de naissance qui existait alors en Dordogne, à Sarlat. J'y suis arrivée un peu plus de quinze jours avant mon terme, et j'ai été accueillie par une charmante sage-femme de plus de quatre-vingts ans : Madame de Béarn, vigoureuse, pleine d'entrain, avec un fort caractère, mais pleine de joie.

La maison tournait un peu sous forme d'association. D'anciens parents prenaient le relais pour préparer les repas des futures mamans et de leurs familles. Cinq chambres accueillaient ces familles. Ce que j'ai apprécié était que mon conjoint Thierry et Guilhem pouvaient rester près de moi. Guilhem a même pu assister à la naissance de son petit frère. L'ambiance était chaleureuse et les partages avec les futures et les anciennes mamans étaient riches. Tout était fait dans le respect, la douceur, la joie, la compréhension. C'était comme à la maison, tout en bénéficiant de l'expérience de Madame de Béarn. Je disposais de bains chauds quand je le voulais. Les mamans m'ont enseigné comment respirer pendant les contractions. J'avais choisi d'accoucher accroupie. Il s'est avéré que ça ne s'est pas fait comme ça en raison de la présentation du bébé.

Le 30 mars, les contractions ont débuté vers 16 heures. Vers 23 heures, quand Madame de Béarn a observé mon col, il n'était dilaté que de moitié. Je me suis recroquevillée,

169

accroupie sur un gros oreiller, j'avais mal, mais je sentais « qu'enfermée dans ma bulle », à respirer profondément, j'arrivais à gérer la douleur. Thierry voulait me masser le dos. Il l'a fait un instant, mais je l'ai repoussé. Je voulais rester tranquille, seule avec mon bébé qui se préparait à venir. Madame de Béarn a dit à mon mari : « Laissez-la faire, elle sait très bien ce qui est bon pour elle ! ». Cette petite phrase m'a redonné une énergie considérable... oui, je savais, je guidais, je me faisais aider de mon bébé... j'avais retrouvé mon pouvoir d'accoucher !

Le moment de la descente de bébé arrivait. Il était 3 heures du matin. J'ai bien senti que la sage-femme observait mon ventre, le touchait doucement... C'était long, elle avait vu que le bébé descendait... et remontait... la descente ne se faisait pas normalement, mais elle restait très calme. Grâce à son expérience de cinquante années d'accompagnement de bébés à venir au monde, sur une contraction, elle a introduit sa main dans mon vagin et a dégagé mon petit Jacques qui avait le cordon autour du cou et le bras coincé entre. Jacques a pu enfin inspirer sa première bouffée d'oxygène ; il est arrivé un peu aidé, mais sans que je sois déchirée ou coupée et – ce qui serait probablement arrivé si on m'avait accouchée dans un hôpital – sans césarienne !

Jacques s'est blotti contre moi, a pris le sein, enveloppé dans une petite couverture, sans qu'il eût été lavé ou aspiré... tout naturellement nous nous sommes endormis moi, le bébé et le papa, les uns contre les autres, et Guilhem dans un petit lit à côté de nous.

Le lendemain nous avons pu faire encore mieux connaissance. Pas le moindre baby-blues, mais bébé sérénité et joie !

NB : En 1999, la maison de Sarlat était en procès, et Madame de Béarn a perdu ce procès. Elle a donc dû fermer sa maison aux futures mamans. Elle qui était si pleine de vie a périclité peu à peu par la suite et est morte quelques années plus tard.

Je tiens par ce témoignage à lui dire merci !

Mme Gillot Karine.

Témoignage de Laurence

Naissance de Damien le 21 octobre 2010

J'ai un premier fils, Rémi. Il a 7 ans. Le 13 septembre 2003, j'ai accouché à l'hôpital de Belfort et je garde un mauvais souvenir de la prise en charge et du déroulement de cet accouchement. J'avais perdu les eaux à 16 h 30. Je suis arrivée à l'hôpital à 18 h 30. J'avais le col dilaté à six. J'étais sereine. Je ne voulais pas de péridurale. L'équipe de jour m'a accompagnée dans le calme et sans stress.

L'équipe de nuit arrive, et je dois faire un lavement (assez désagréable). Les contractions sont de plus en plus fortes, mais j'arrive à les gérer. Tout au long de l'accouchement, je suis couchée, position gynécologique, avec le monitoring autour de mon ventre. Je n'ai pas envie de pousser, mais les deux sages-femmes présentes me demandent de pousser. Je n'y arrive pas. Je ne gère plus rien, je n'en peux plus, trois quarts d'heure me paraissent une éternité. Pendant qu'une m'appuie sur le ventre, l'autre me perfuse pour m'injecter de la morphine. Je pleure, j'ai l'impression que je vais mourir. Le bébé est coincé, on voit les cheveux. Elles appellent une gynécologue de garde. Celle-ci coupe le cordon ombilical à l'intérieur avant de s'y reprendre par trois fois pour procéder à l'expulsion par ventouses, et de me faire une épisiotomie (14 points de suture) : de la boucherie.

Il est 22 h 30, je souffre, je n'ai plus du tout d'énergie, mais voir enfin Rémi et le sentir contre moi me remplit de

172

joie. Mais déjà on me le reprend des bras au bout de trois minutes. On l'emmène dans une pièce attenante, accompagné du papa, j'entends mon bébé Rémi crier. Le placenta ne sort pas, révision utérine, je refuse l'anesthésie. Et là, c'est un traumatisme que je ne peux exprimer.

Deux heures et demie après, on m'apporte Rémi, il dort. Le papa s'en va, et tout bascule dans ma tête. Alors que j'allaite, on me donne des somnifères, car je me réveille en hurlant toutes les nuits. J'ai vécu mon accouchement comme un viol. À ce moment-là, je ne veux plus d'enfants. J'ai sombré dans la dépression pendant plus de deux ans. J'ai divorcé… Rémi avait deux ans.

En 2007, je rencontre Marie-Laure M., naturopathe, lors d'un atelier qu'elle organisait. Je prends une consultation avec elle, et au fur et à mesure des rendez-vous, je prends conscience de mes erreurs d'hygiène de vie. Je mets en place une réforme de celle-ci petit à petit. Tout est nouveau pour moi, c'est un chamboulement. En février 2008, je décide de m'installer avec mon compagnon, Thierry. J'apprends que je suis en enceinte en avril 2008.

Je ne suis pas prête, ni physiquement, ni moralement. Le désir d'avoir un enfant est partagé, mais des peurs remontent, et c'est le chaos dans ma tête. Malgré tout, je suis heureuse dès la première échographie. Je visualise l'avenir sous un bon angle. Nous achetons une maison en juillet. Mais le 5 juillet, je fais une échographie. Le cœur du bébé ne bat plus. Je dois subir un accouchement provoqué et un curetage. Je l'accepte difficilement....

En septembre, je m'inscris à l'école de naturopathie UNIVERS.

Je prends conscience de mon encrassement humoral. À la suite du curetage de juillet, je n'ai plus de règles, cela durera plus d'un an. Je mets en pratique la biokinésie quotidiennement, l'hydrologie et l'hygiène nerveuse. Octobre 2009, j'ai enfin mes règles. En novembre 2009, je fais une première expansion de conscience avec Patrick Le Berre, que j'avais rencontré lors d'une de ses conférences. Je vois l'incarnation d'une âme.... Je suis sceptique, car tout cela est très nouveau pour moi.

En mars 2010, j'ai un retard de règle, je fais un test, je suis enceinte. Je suis super heureuse, je n'en reviens pas. J'avais un deuxième rendez-vous avec Patrick le 17 mars, je m'y rends et lui annonce la nouvelle. Il n'est pas surpris, il est ravi....

Le 12 avril, j'ai mon premier rendez-vous avec le gynécologue qui me suit à l'hôpital de Montbéliard. J'ai rendez-vous à 17 heures, nous sommes nombreuses dans la salle d'attente. Il me reçoit à 18 h 45 ; 1 h 45 d'attente. Je m'énerve, je devais aller chercher Rémi vers 18 h 30. Je ressors à 19 h 15, avec très peu d'échanges ; pour lui, la routine. Je ne suis pas satisfaite du tout de cette entrevue.

Je décide le lendemain de chercher une sage-femme libérale. J'en contacte une à Lure, elle me reçoit le 12 mai et le contact passe bien. Elle m'indique sa façon de travailler, mais précise qu'elle n'accouche plus à domicile. Elle comprend que je veuille vivre une grossesse naturelle et accoucher le plus naturellement possible. Elle m'indique l'ouverture récente d'une maison de naissance à Remiremont. Pour ce premier rendez-vous, je n'ai pas souhaité que Thierry m'accompagne, je voulais m'entretenir seule à seule avec la sage-femme, dans un premier temps. Le 26 mai, nous y retournons ensemble, et le « courant » entre elle et nous passe bien. Thierry est rassuré et également partant pour la maison de naissance à Remiremont (à une heure de chez nous). L'accouchement est prévu pour le 30 octobre 2010 ; date estimée qui me paraît assez juste.

En parallèle, je contacte Marie-Laure M. pour me suivre en hygiène périnatale, en tant que conseillère en hygiène et éducation périnatales. Nous passons en revue mon alimentation, nous parlons de mes peurs liées à la grossesse et à l'accouchement. Elle me montre des exercices de biokinésie pour se préparer à l'accouchement, des respirations à faire quotidiennement, et de la relaxation. Elle m'aide à prendre conscience sur l'ancrage en terre, les circulations d'énergie, l'importance du soleil et la relation avec le bébé sur les plans subtils. Elle m'indique des positions et des respirations à faire pendant le travail.

Le 23 juin, Thierry et moi allons à l'hôpital de Remiremont pour l'échographie morphologique du cinquième mois. Nous rencontrons le gynécologue. Il nous fait visiter la maison de naissance et nous sommes ravis, même s'il n'y a que très peu d'échanges entre lui et nous. Il se montre assez distant, mais nous le trouvons sérieux et ne nous attardons pas sur des jugements rapides. Il veut me revoir pour une échographie au septième mois.

La sage-femme me prescrit des prises de sang mensuelles, des analyses d'urines et des prélèvements vaginaux. Je ressens une crainte de sa part lors de nos rendez-vous. Elle exerce en libéral, mais dépend tout de même de la direction de l'hôpital.

Mi-juillet, elle me téléphone, très alarmée : mes analyses d'urines révèlent un très grand nombre de streptocoques B. J'ignore ce que c'est. Elle m'indique l'urgence de prendre des antibiotiques, car il y a risque de transmission au bébé, avec une possible septicémie. Je prends peur, je stresse et je prends le traitement. Résultat : cela n'a servi à rien. Mais ma santé en a subi les conséquences : très grande fatigue physique et morale, limite dépression. Je n'ai plus d'entrain à rien, mon système immunitaire est réduit. Après trois semaines de vacances, je reprends le travail le 2 août. Je me sens très fatiguée et j'ai tout le temps envie de pleurer pour un rien.

Le 3 août, j'ai rendez-vous avec la sage-femme. J'ai le col dilaté et le «moral dans les chaussettes». Elle me prescrit un arrêt de travail qui sera prolongé jusqu'à la fin de la grossesse. Je passe donc, le mois d'août, allongée et déprimée. Thierry travaille dans la maison et Rémi est parti chez son papa.

Le 25 août, je retourne à Remiremont pour l'échographie du septième mois. Le gynécologue m'annonce que le bébé est très petit, que je fais partie de la norme des 3 % de femmes qui ont des bébés plus petits. Je dois refaire une échographie le 30 septembre pour vérifier l'évolution du bébé : gros stress ! Il m'informe aussi de l'importance de m'injecter des antibiotiques le jour de l'accouchement à cause du streptocoque B. Tous les examens, analyses, rendez-vous me pèsent et me rendent anxieuse. Je n'arrive plus à vivre ma grossesse sereinement. Je commence à perdre confiance en moi et à douter de mon alimentation. Je n'arrive plus à prendre de décisions. Je sens Thierry se décourager à mes côtés et suivre le déroulement de loin.

J'écris un mail à Chantal et Philippe, directeurs de l'école de naturopathie « Univers ». Chantal me téléphone et me pousse. Elle me dit : « Tu peux avoir dix mille personnes en face de toi qui te disent ce que tu dois faire, mais si toi, à l'intérieur de toi, cela ne résonne pas, toi seule, sais ce qui est bon pour toi. Toi seule dois prendre la décision qui te paraît la plus juste ». À ce moment-là, j'ai un déclic, c'est une évidence. Je remercie sincèrement Chantal. Je médite tous les jours, je visualise que l'accouchement se passe bien, je visualise la naissance, etc. Je prends la décision de refuser le traitement, Thierry respecte mon choix. J'écris une lettre de décharge pour l'hôpital ; j'informe la sage-femme qui prend peur. Elle en informe le gynécologue, bien que nous lui ayons demandé d'attendre, et que nous lui ayons dit que nous lui en parlerions nous-mêmes le 30 septembre.

Je continue mon alimentation spécifique, avec quelques tolérances, mais rares. Le 30 septembre, je passe l'échographie le matin. Le bébé a une croissance tout à fait normale. Je me sens rassurée, et cela renforce mes convictions concernant la naturopathie. Je n'ai pas besoin de me nourrir de viande pour le fer, je n'ai pas besoin de manger des féculents à tous les repas comme cela est préconisé par la sage-femme.

À midi, Thierry et moi partons manger. Nous avons rendez-vous dans l'après-midi pour la consultation du huitième mois (obligatoire pour l'admission en maison de naissance). Le gynécologue aborde immédiatement le problème du streptocoque B. Je lui présente mon courrier et lui expose ma décision, calmement, sans révolte. Il refuse catégoriquement de m'ausculter, m'annonce un « tableau noir » des conséquences de mon choix. Il me dit qu'il ne veut plus voir de bébé rose naître, puis devenir gris et mourir un jour après. Je n'écoute pas ses peurs. Il refuse que j'accouche à la maison de naissance ou à la maternité. Je ne lâche pas. Thierry n'intervient pas. Je suis mon choix et à cet instant précis, j'ai confiance en la vie. Par la suite, je téléphone à la sage-femme. Le gynécologue l'a déjà prévenue dès notre départ. Je lui annonce que je ne souhaite plus la voir.

Étant assez émotive en fin de grossesse, je suis prête à m'effondrer. Mais je me raccroche à ce que Chantal a dit pendant le cours du «chemin de vie», le 11 et 12 septembre : «Toute épreuve de notre vie, nous nous la sommes programmée dans notre incarnation, nous sommes capables de la surmonter». Rien n'arrive par hasard.

À un mois de la naissance, je me retrouve sans structure. Je ne veux accoucher ni à Belfort, ni à Montbéliard. Le problème serait le même.

Je contacte Marie-Laure M., elle me soutient dans mes décisions. Je contacte trois sages-femmes susceptibles de m'accompagner pour accoucher à la maison. Aucune ne souhaite le faire, trop de risques pour elles.

Je contacte une sage-femme en Allemagne qui est prête à se déplacer, mais n'est pas disponible à certaines dates. Je contacte Patrick L[5]. ; il est dans la région à cette époque, des rendez-vous se sont annulés le jour même où je le contacte. Nous prévoyons de nous voir le samedi 16 octobre pour enlever mes charges dans l'inconscient et faire une expansion de conscience.

---

[5] Patrick Le Berre

Entre-temps, je contacte Max P[6]. (Gynécologue à l'ancienne clinique Montaigne de Châteauroux) qui me demande de venir le voir pendant un week-end avec Thierry. Je lui dis que je ne peux pas ; c'est à six heures de route de chez moi, et le terme est dans trois semaines. Il insiste et insiste encore. J'ai envie d'y aller, mais Thierry se décourage et prend peur pour les événements futurs. Je suis fatiguée, Max me dit : « La fatigue arrive en second plan lorsque l'on reprend confiance en soi ! ». Je sens Thierry anxieux, je lui annonce que j'accoucherai sans lui, si je ressens la moindre angoisse de sa part.

Le lundi 4 octobre, j'accompagne Rémi à l'école. Je suis anxieuse, moi aussi, de tous ces chamboulements. Ma voisine me demande ce qui m'arrive. Je lui explique brièvement les faits. Elle me dit : « Je suis sage-femme à la Polyclinique des trois frontières. Vous pouvez accoucher là-bas ! ». Nous sommes voisines depuis deux ans et je ne savais même pas qu'elle était sage-femme. Elle me donne un rendez-vous pour le 13 octobre (l'accouchement est prévu pour le 30 octobre).

Le jeudi 7 octobre, Thierry me téléphone du travail pour me dire qu'il a pris un jour de repos. Nous partons à Châteauroux avec Rémi le vendredi. Je ne regrette absolument pas d'avoir fait le déplacement. Ce stage a été une révélation pour moi. Le Dr Max P. est généreux dans la transmission de ses connaissances. Il le fait avec son cœur. Il aime les gens. Je le remercie vraiment de tout ce qu'il m'a apporté. Je suis repartie avec un regain d'énergie

---

[6] Max Ploquin

et de confiance pour la naissance à venir. Thierry a été vraiment rassuré, je le sens de nouveau impliqué, ouf…

Le 13 octobre, Thierry et moi rencontrons le Dr G. Nous lui présentons notre projet de naissance, et en discutons longuement. Il a une philosophie très « nature », très proche de notre projet de naissance. Il le signe et nous fait visiter la maternité. Nous sommes tous les deux soulagés, surtout Thierry. Je choisis d'accoucher à Saint-Louis. Thierry est rassuré.

Je fais les exercices de Max P. quotidiennement. J'écoute la cassette que Patrick L. m'a prêtée sur la gestion de la douleur par la méthode Monroe.

Tout se met en place. Le 16 octobre, je me rends au rendez-vous avec Patrick L. J'écourte la séance d'expansion de conscience. Je me sens vidée. Je rentre et je parle avec Thierry. Nous nous disputons, car je lui explique que j'ai enlevé les charges pour le bébé, mais que nous sommes deux et que j'aimerais que lui aussi fasse un travail. Il ne veut pas, je lâche prise et laisse passer la nuit. Le lendemain, Thierry prend contact avec Patrick et prend un rendez-vous pour le 22 octobre.

Je suis de plus en plus fatiguée. Le 21 octobre, Rémi me dit, le matin même, que son petit frère arrivera ce soir. À ce moment-là, je lui explique qu'il faut attendre, et que j'aimerais qu'il naisse après le 23.

Je perds le bouchon muqueux dans la matinée. Je passe la journée, mais vers 16 h 30, je ressens une petite douleur et je perds beaucoup de sang, mais je n'ai pas encore de contractions. Je m'inquiète et téléphone à ma voisine vers

18 h 30 qui arrive pour m'ausculter. Elle m'annonce que j'ai le col dilaté à deux centimètres. Le bébé arrive, c'est pour ce soir ! Je ne m'affole pas. Je contacte le père de Rémi pour qu'il vienne le chercher.

J'informe Thierry, qui quitte son travail et arrive vers 19 h 30. Il prend une douche, et moi, je commence à me faire couler un bain. Ma voisine me téléphone à 20 heures et me demande pourquoi je ne suis pas encore partie. J'arrête l'eau du bain, il est 20 h 10 quand Thierry et moi partons pour la maternité ; il y a une heure de route.

Les contractions arrivent pendant le trajet. Toutes les trois minutes, et elles sont très intenses. Je téléphone à Max P. pour lui dire que je ne sais plus rien. Je panique, mais Max me rassure. J'envoie un message à mes parents, à Patrick et Élisabeth L., à Marie-Laure M., à Christelle et Karine (deux amies de l'école de naturopathie), pour que toutes ces personnes m'envoient des pensées positives.

Nous arrivons à 21 h 10 à la clinique, la sage-femme de garde, qui a pris connaissance de mon projet de naissance, me propose un bain que j'accepte. J'arrive à peine à respirer tant les contractions sont fortes et rapprochées. Thierry me masse les reins. Après un bain de cinq minutes, car je ne tenais plus, je perds les eaux. J'ai mal, je ne parle plus. Je suis là, présente, mais dans une autre dimension. Je demande à la sage-femme de m'examiner pour savoir à quelle progression en est le bébé. J'ai le col dilaté à huit. La sage-femme nous laisse dans la salle d'accouchement Thierry et moi. Une petite lampe tamisée est allumée. L'atmosphère est calme, sereine, je me sens en confiance. Je reste debout et fais les exercices de Max, mais j'ai mal. Je ne réfléchis plus. Je me tiens à la table, et je pratique les respirations lentes, puis accélérées au moment des contractions. Je perds du souffle. Je sens le bébé descendre. Je me sens épuisée. J'essaye de me coucher, mais la douleur des contractions s'accentue. Je me mets à quatre pattes, position dans laquelle je me sens le mieux à ce moment-là. La sage-femme revient et dit à mon mari qu'elle voit la tête du bébé. Elle me demande si j'ai envie de pousser. Je pousse trois fois sans forcer et le bébé sort sans difficulté. Pendant la progression, je ferme les yeux et là, je vois une lumière très intense de couleur or. Je vois un passage et l'âme qui passe. Le temps s'est arrêté pour moi.

Le bébé est là. Thierry n'a pas eu le temps de le prendre à sa sortie ; la sage-femme me le présente. Je le tiens dans sa base, comme Max P. me l'a appris. Je le pose contre moi, il relève la tête et me regarde fixement. Je suis bien, soulagée physiquement et moralement. Je pense que j'ai un taux d'adrénaline très élevé. Je me sens en superforme. La sage-femme quitte la pièce, elle nous laisse tous les trois. Thierry est près de moi, ensemble nous parlons au bébé. Je lui dis que mes « charges » m'appartiennent et qu'il n'a pas à les prendre pour lui. Au bout d'une demi-heure, je réalise que je ne sais toujours pas si c'est un garçon ou une fille (au cinquième mois je savais que c'était un garçon, mais lors des expansions de conscience, je voyais une fille, j'ai douté jusqu'au dernier jour). Thierry m'annonce que c'est un garçon, nous le prénommons Damien. Il est né à 23 h 5 ! Quand le cordon ne bat plus, la sage-femme revient et le fait couper par Thierry. Puis, elle nous laisse encore une bonne heure, peut-être plus, tous les trois. À son retour, elle demande à Thierry de l'habiller. Elle le pèse, le mesure et ne lui fait rien d'autre, selon nos souhaits. De mon côté, elle me demande de pousser pour faire sortir le placenta. Il sort entièrement et sans aucune difficulté. Je n'ai aucune déchirure, tout est normal et je me sens très bien et ne ressens aucune fatigue. Damien viendra téter quatre heures après sa naissance. Il restera près de moi, jour et nuit pendant les trois jours d'hospitalisation. Trois jours nécessaires pour une surveillance due au streptocoque B. Damien va bien, très bien même, et Thierry est resté près de nous à la clinique jour et nuit.

La fatigue est arrivée quatre jours après. J'ai très peu dormi durant ces quatre jours, et j'ai commencé à décompresser de tous ces événements.

Le bonheur d'avoir accueilli Damien dans des conditions naturelles et proches de ce que nous souhaitions ne nous a pas fait regretter les aléas. Bien au contraire, je remercie toutes les personnes qui m'ont rejetée et bien sûr les personnes qui m'ont aidée. Ces personnes m'ont permis de me positionner et d'écouter ma petite voix intérieure. Ce parcours me conforte dans mes convictions. « La nature se suffit à elle-même, il suffit de s'en rapprocher le plus possible et éviter de s'égarer ». Cela est possible, avec une bonne hygiène alimentaire, musculaire et psychologique, car notre inconscient nous rattrape souvent.

Et comme disait P.V. Marchesseau : « La vie ne peut pas se vouloir et se détruire en même temps ».

Tout à un sens, même s'il est parfois difficile de vivre certains événements…

Laurence B.

Témoignage de Virginie

« Il est venu amener la lumière du Ciel sur la Terre. »[7]

La naissance de Gabriel fut l'aboutissement d'un cheminement débuté 18 mois plus tôt, au printemps 2010, lors de ma première « rencontre » avec son âme.

Cette première expérience a ouvert ma conscience à l'idée qu'un être m'avait choisie pour revenir s'incarner.

Je suis alors la maman d'un petit garçon âgé d'un an et demi, prénommé Noé. J'avais souhaité déjà ardemment pour lui une naissance naturelle, qui a été respectée dans son principe. Cependant, les aléas d'un accouchement en maternité, long et ne progressant plus depuis mon entrée dans une salle de naissance où je me sentais mal, ont abouti à une naissance très médicalisée (ocytocines de synthèse, péridurale, forceps) et traumatisante pour ce premier ange venu nous rejoindre.

Au moment de cette première rencontre avec l'âme de Gabriel, je viens également d'achever une formation d'accompagnante en périnatalité au sein de l'école de naturopathie « UNIVERS » où je suis les cours.

Je suis alors bien décidée à me préparer afin d'accueillir ce second enfant dans la douceur, la chaleur et l'amour de son foyer familial. C'est ainsi que les neuf mois qui ont précédé sa conception ont été pour moi un temps riche

---

[7] Message reçu au cours d'un rêve, en fin de grossesse

d'évolution personnelle tant sur le plan physique et psychique, qu'émotionnel et spirituel.

Comme le jardinier prépare sa terre avant de semer la graine, je me suis préparée bien avant d'accueillir cet enfant dans mon ventre.

J'ai véritablement entamé la mise en pratique des cours de naturopathie, la belle hygiène des quatre corps dont Philippe Dargère (alors directeur de l'école « UNIVERS ») n'avait de cesse de nous vanter les bienfaits. J'ai expérimenté et j'ai compris ce qu'il cherchait à nous enseigner.

Au cours de cette période, j'ai également cherché à comprendre les causes émotionnelles qui ont rendu la naissance de Noé si difficile. C'est grâce à deux femmes formidables, Marie Colombe Clémente, et Carole Riffaud, qui m'ont accompagnée chacune dans leur pratique thérapeutique, que j'ai pu lever certains voiles de mon histoire profonde.

Durant cette phase de préparation à l'accueil de l'enfant, je fus régulièrement en contact avec son âme et une douce communication sur un plan subtil se mit en place entre nous.

Comme il demande neuf mois à un enfant afin d'être prêt à affronter le monde, il m'aura fallu le même temps afin de pouvoir accueillir cet enfant en toute conscience, dans les meilleures conditions de santé et de paix intérieure. C'est ainsi qu'au début de l'hiver 2011, cette âme malicieuse décida de venir s'incarner. Je sentis bien sa présence et sa demande, la veille de sa conception, et Guillaume et moi étions bien conscients au moment de l'accueillir.

Ma grossesse se déroula paisiblement. J'étais très consciente, confiante, habitée par la paix. Cet enfant m'apportait de la joie.

Par cette grande présence à mon corps et à l'enfant qui s'y développait, par l'hygiène des quatre corps dans laquelle je m'épanouissais, et par cette subtile communication établie avec cet enfant, je savais que tout allait bien.

Ainsi, je ne ressentais pas le besoin d'une surveillance médicale poussée de cette grossesse, et nous avons réussi (bien qu'en bataillant quelque peu avec certains professionnels de santé) à nous tenir à l'écart d'un milieu médical souvent anxiogène pour les femmes enceintes.

Dès les débuts, je sus que cet enfant désirait venir au monde à la maison et que tout se passerait bien, du moment que nous nous y préparerions.

Cette confiance ne m'a jamais quittée et nous nous sommes préparés.

Il était évident – pour Guillaume également – que nous ne pouvions pas risquer d'être dépossédés à nouveau de la naissance de notre enfant en allant accoucher en maternité. L'absence de sage-femme accompagnant les naissances à domicile proche de chez nous, nous a donc amenés à nous préparer à accueillir cet enfant sans assistance médicale.

Grâce aux enseignements de Philippe Dargère et de Max Ploquin reçus au cours de ma formation en périnatalité, j'avais acquis la confiance qu'en respectant les lois naturelles de la vie et en m'y préparant, cet enfant viendrait au monde sans soucis.

Désireuse que Guillaume bénéficie de cette même confiance et des connaissances qui lui permettraient de nous accompagner, bébé et moi, dans une naissance naturelle, nous sommes allés ensemble à Châteauroux suivre les stages de préparation à la naissance de Max Ploquin.

Nous avons également fait le choix d'un accompagnement AMA (Altérité Maternelle Appliquée) par Carole Riffaud. Au cours de celui-ci, les blocages énergétiques, les mémoires émotionnelles enfouies dans l'inconscient furent levés, dépassés, afin d'éviter qu'ils viennent parasiter cette naissance.

La préparation en haptonomie avec une sage-femme libérale a consolidé notre confiance, notre lien avec cet enfant et nous a apporté des outils supplémentaires afin de l'accompagner dans sa naissance.

Concernant les personnes présentes pour cette naissance, nous avons demandé à ma sœur Élodie si elle était partante pour nous assister. Je ressentais le besoin de la présence d'une femme auprès de moi, et je pensais qu'elle était la personne la plus à même d'accompagner Noé dans ce moment fort de notre vie familiale. Elle accepta avec joie.

L'autre personne était Rose ; une jeune femme passionnée que nous avions rencontrée lors de notre premier stage à Châteauroux. Elle était élève sage-femme en deuxième année, désireuse de consacrer sa future carrière à l'accompagnement des couples dans leur choix de voir naître leur enfant à domicile. Elle m'a demandé si nous acceptions qu'elle assiste à cette naissance. Nous avons appris à nous connaître et j'ai été conquise par la beauté de son énergie de vie.

Oui, elle avait toute sa place auprès de nous dans cette belle aventure. À la fin de cette grossesse, nous nous sentions prêts. Nous attendions avec une certaine impatience le jour où cet enfant déciderait de naître.

Le 10 septembre, les premières contractions douces, allant et venant par vagues irrégulières se sont installées. Elles m'ont accompagnée ainsi durant presque trois semaines, puis au soir du 28 septembre (veille de la Saint Gabriel) ce sont des contractions bien plus fortes et régulières qui débutent.

Après le dîner, nous décidons d'aller marcher sous les étoiles, Guillaume installant Noé sur ses épaules et le chronomètre dans la main. Le hululement de la chouette m'amène à penser que c'est peut-être pour cette nuit. En effet, au cours d'un récent rêve dans lequel j'accouchais, c'était une nuit et la chouette chantait... Les contractions sont puissantes, mais pas vraiment douloureuses, espacées de quatre à cinq minutes.

Avant de me mettre au lit, je décide d'appeler Rose. Elle demeure à deux heures de chez nous et choisit de se mettre en route.

Je me couche en me disant que tant que les contractions ne sont pas trop douloureuses, je peux en profiter pour me reposer.

Je me réveille vers 2 heures. Les contractions sont toujours là, mais différentes. Je ne sens plus leurs pressions sur mon col. Rose est arrivée, elle se repose dans le salon.

J'ai sommeil, je me rendors. Lorsque je me réveille vers 5 heures, même constat !

Je décide d'aller marcher. La nuit est très claire, les étoiles magnifiques. La campagne est très calme à cette heure-ci.

Au croisement de deux routes, j'ai envie de suivre celle qui s'enfonce dans la forêt, mais c'est une nuit sans lune, c'est donc le noir complet qui m'attend. Le seul repère provient des étoiles entre les frondaisons des arbres bordant la route. J'ai toujours eu peur du noir !

Je sais que lors de l'accouchement, j'aurai peut-être à choisir un chemin dont l'issue me sera inconnue et alors lâcher prise avec cette peur. Je me reconnecte à ma douce confiance dans la vie et j'entame la route forestière. L'obscurité m'engloutit bientôt, et les bruits des animaux m'entourent. Je respire profondément. Je n'y vois rien, mais je me sens en sécurité. Je sais que cette route aboutit à un croisement et qu'alors, la paisible clarté des étoiles sera de retour. Je me relie à mon enfant, nous sommes ensemble pour ce voyage.

Je marche ainsi pendant une bonne heure, et quand je rentre les premières lueurs du jour paraissent. Rose est éveillée, elle s'apprête à prendre la route pour aller en cours. Je suis un peu désolée qu'elle se soit déplacée pour rien. Je lui demande d'examiner mon col (ce sera le premier et le seul toucher vaginal réalisé par une tierce personne durant cette grossesse).

Il est dilaté à 2,5 cm.

Le travail a donc bien commencé, mais il avance tranquillement.

Je retourne au lit me reposer. Je sais que j'aurai besoin de toutes mes forces lorsque le travail deviendra plus intense. Lorsque je m'éveille, je n'ai plus de contractions. Guillaume se demande s'il doit rester ou bien partir travailler.

Nous décidons de rester ensemble et de nous consacrer à des activités qui pourraient aider ce bébé à descendre : couper et ranger le bois pour l'hiver, ramasser les dernières pommes de terre, cueillir les pommes en prévision de la future pressée du jus, tout ceci entrecoupé de rencontres en haptonomie avec cet enfant que nous avons hâte de découvrir.

Ce « pré-travail » durera 3 jours, et, le soir du 30 septembre, lors de notre promenade aux étoiles, qui est devenue une habitude, je pressens que la naissance aura lieu cette nuit.

Au moment de me coucher, vers 23 h 30, je me dis que cette petite âme espiègle va me laisser deux ou trois heures de repos avant que le travail plus intense de sa naissance ne débute.

Et c'est ainsi que ça se passe. Je me réveille vers 2 h 30, les contractions sont fortes, me forçant à m'arrêter pour les accompagner en respirant, toutes les trois à quatre minutes. Je réveille Guillaume : « Il vient… »

Nous descendons dans le salon où tout est prêt pour la naissance. Guillaume réveille ma sœur Élodie et active le feu dans le poêle.

Ma sœur chronomètre les contractions puis appelle Rose. Elle lui demande de chronométrer à nouveau dans trente minutes et de la rappeler ensuite.

Lorsqu'elle s'exécute, Rose entend les vocalises que je fais pour accompagner les contractions, elle sait que le travail est déjà bien avancé. Elle se met en route.

Il est 3 h 15. Tout est calme. Je ressens le besoin de marcher pour aider bébé à descendre. À chaque contraction, Guillaume vient derrière moi, pose ses mains avec moi sur mon ventre, et nous l'invitons ainsi à venir nous rejoindre. Nous marchons ainsi, l'un derrière l'autre, riant un peu. De temps en temps, je me mets à genoux et appuie mon buste contre le gros ballon d'accouchement. Je sens bébé qui s'engage dans mon bassin. Les contractions sont puissantes. Je vocalise instinctivement pour les accompagner.

Tout est calme.

J'ai très chaud. Le feu est actif dans le poêle, et le travail de cette naissance est intense. Je m'hydrate beaucoup d'une tisane de feuilles de framboisier qui soutient le travail utérin. Je pense alors à la torture ressentie pour la naissance de Noé où l'on m'avait interdit de boire dès l'entrée en salle de naissance, et dans laquelle j'ai passé dix longues heures !

Je ressens à plusieurs reprises le besoin d'aller aux toilettes, je me vide. Bébé prend sa place, je le sens.

Les contractions sont de plus en plus puissantes, bientôt la douleur me donne même envie de vomir, mais rien ne vient.

Je ressens le besoin de me plonger dans l'eau. Je m'installe dans un bain bien chaud tandis que ma sœur et Guillaume emplissent la piscine d'accouchement.

Je vocalise toujours généreusement. Entre ces vocalises, je ressens l'atmosphère à la fois calme et joyeuse de la maisonnée.

Élodie vient m'accompagner un moment dans la salle de bains en jouant de La Senza, instrument qui m'a accompagné durant la grossesse.

Je sors du bain, j'ai besoin de marcher à nouveau et je demande à Guillaume de faire contre-pression sur mon sacrum lors des contractions. Il me masse avec l'huile de jasmin que j'ai préparée, une douce senteur apaisante. La présence calme de Guillaume derrière moi m'aide beaucoup. Il invite bébé à descendre en posant sa main sur ma base. Autant je sens la progression de bébé en moi, autant lui, la sentira dans sa main pendant tout le travail.

Noé s'éveille, il est 5 heures. Il semble bien se demander ce qui se passe. Élodie lui explique. Lui aussi est très calme.

Entre deux contractions, je m'assure qu'il va bien, qu'il n'est pas effrayé par mes vocalises. Il a l'air de trouver tout ceci très normal, et va-et-vient entre la pièce à côté et le salon. Il joue.

Lorsque la piscine est suffisamment emplie, je m'y plonge. Quel bonheur !... Je me repose un moment.

Très vite, je demande à Guillaume de me rejoindre pour me masser le bas du dos et accompagner la descente de bébé. Les contractions me paraissent de plus en plus puissantes.

À un moment, je ressens le besoin d'étendre une jambe sur le boudin de la piscine. Je suis dans une étrange posture, mais je me sens bien ainsi. Je laisse passer quelques contractions.

Puis vient une sensation intense de pression au niveau de mon sacrum. Je sais que bébé sera bientôt là !

Rose arrive vers 5 h 30. Elle trouve sa place de suite, se joint à ma sœur pour ajouter régulièrement de l'eau chaude dans la piscine, me masse les épaules, me caresse les cheveux entre les contractions. Elle verse un peu de l'élixir Delph dans l'eau et m'en fait boire quelques gouttes. Cet élixir, que m'a fait parvenir Marie Colombe est spécialement conçu pour la naissance, et les processus de passage.

La présence calme et tendre de ces deux femmes m'accompagne.

J'ai maintenant besoin de me mettre à quatre pattes et de m'appuyer en avant contre les boudins de la piscine. La contraction suivante me paraît tellement puissante que je ne sais pas si je pourrais supporter que l'intensité s'accentue encore.

Je pense alors que la seule autre voie possible pour mettre cet enfant au monde est la péridurale !

Et je me dis que pour cela, il me faudrait sortir de la piscine, m'habiller, aller jusqu'à la voiture et y monter, puis endurer une bonne heure de route…

Je ne m'en sens pas capable, je préfère vivre la prochaine contraction !

J'ai alors une pensée pour toutes les femmes qui ont mis leur enfant au monde naturellement et je leur demande de me transmettre leur force.

La contraction suivante amène une sensation de poussée dans mon bassin d'une puissance inouïe : eh oui, il y a bien là un petit être qui pousse les murs pour se faire un passage.

Whouahou... Je vocalise, je vocalise, je vocalise... whouahou, whouahou, whouhaooouuu !

Il pousse ce cher amour qui nous vient, il naît, il se met au monde. Je glisse deux doigts dans mon vagin, je sens sa tête, il est là.

J'appréhende un peu la prochaine contraction : quelle puissance !

Alors je parle à cet enfant, je lui murmure de venir, mais doucement. Je visualise une vague qui l'amène sur notre rivage.

La contraction suivante est là. Je l'accompagne maintenant avec un cri rauque dont la force me surprend, un cri qui me semble venir d'ailleurs, du fond des âges, Michel Odent l'a appelé le cri primal.

Je sens maintenant la tête de bébé à ma vulve. Je respire. Je suis pressée que la prochaine contraction arrive pour que cette pression cesse. La voilà, elle monte rapidement.

Ça pousse très fort à ma vulve. Je crie pour accompagner cette ouverture et je pousse à mon tour très fort mes mains dans celles de Rose qui s'est postée juste devant moi.

Quelle force elle me transmet juste par sa présence sereine !

Je sens la tête de mon bébé qui passe puis ses épaules qui tournent en moi.

Le calme de l'instant est alors rompu par les cris de joie de Guillaume, de ma sœur et de Rose qui m'encouragent. Une dernière contraction et ce petit ange est accueilli dans les mains de son papa resté tout le temps derrière moi. Son premier regard sera pour son père ! Je passe ma jambe par-dessus lui pour l'accueillir à mon tour. Soit le bienvenu Gabriel !

Les cris de joie se poursuivent... Je murmure un « Chut ».

Après avoir tant vocalisé, et finalement crié pour accompagner la naissance de cet enfant, j'ai maintenant peur qu'il soit effrayé par ce bruit. Il est 6 heures !

Nous sommes le premier octobre 2011, aujourd'hui c'est la Sainte Thérèse de l'enfant Jésus.

Quelle bénédiction pour une naissance ! Après trois semaines de « faux travail », trois jours de « pré-travail » et trois heures et demie de travail actif, Gabriel est né.

Il a à peine crié en sortant de l'eau, il nous regarde de ses grands yeux. Il est calme. Nous profitons de cet instant de grâce.

Après un moment (j'ai perdu la notion du temps), les contractions reprennent pour la délivrance du placenta. Je les laisse passer tranquillement dans l'eau puis je ressens le besoin d'en sortir.

Guillaume coupe alors le cordon qui me lie encore à Gabriel.

Noé qui a été tranquille durant la naissance de son frère est un peu apeuré par le sang qui s'écoule légèrement du cordon. « bobo maman ? ».

Élodie le rassure en lui disant que maintenant c'est « le gâteau de Gabriel, celui qui le nourrissait quand il était dans le ventre de maman qui va sortir », et que je n'ai pas mal.

Je m'installe en position demi-assise sur le canapé, Rose masse délicatement mon utérus et exerce une très légère pression sur le cordon. Je décide de me mettre debout pour profiter de la force d'attraction terrestre.

C'est environ une heure après la naissance de Gabriel, accroupie et soutenue par une écharpe suspendue, face au soleil levant, que j'ai aidé le placenta de Gabriel, son fidèle compagnon, à naître.

Rose l'a ensuite examiné pour s'assurer qu'il était intact et entier.

Deux heures tout juste après cette naissance, Rose et Élodie nous quittent pour se rendre à la Fête des Simples qui a lieu près de chez nous cette année.

Après avoir accompagné la vie naissante, elles vont honorer ces herbes de vie.

Nous voilà tous les quatre, en famille, profitant ensemble de ce grand moment de vie et découvrant ce cadeau du ciel : Gabriel !

Lors de notre première rencontre d'âme à âme, dix-huit mois plus tôt, pour offrir à cet enfant une grossesse et une naissance, naturelles et douces, et afin de vivre pour ma part une expérience riche et puissante, j'ai décidé de prendre le chemin vers moi, d'avancer sur ce chemin.

Ce chemin a été en lui-même riche et puissant et nous a amenés, grâce à cette indéfectible confiance dans la générosité de la vie respectée, au but escompté !

Gabriel est né dans la douceur, l'amour, la chaleur et la joie de son foyer.

Pour ma part, je garde en mémoire, tel un cadeau précieux, l'expérience de cet enfantement naturel, la perception de cette puissance transcendantale, cette force de vie qui traverse les femmes au moment de mettre au monde l'enfant.

Mon cœur, mon corps, mon esprit et mon âme ont été nourris d'une force et d'un amour encore plus grand pour la vie.

Pour vivre, il faut OSER. Gabriel a 3 heures de vie.

Post-scriptum :

1- Un mystère demeurera autour de la naissance de Gabriel : la poche des eaux s'est-elle rompue avant sa naissance ? Je n'ai pas de souvenir de sensation dans ce sens, et difficile de s'en rendre compte dans l'eau.

2- Nous étions tellement sereins, confiants en cette naissance, et à l'écoute de Gabriel grâce à l'haptonomie qu'à aucun moment nous n'avons pensé à utiliser le doppler portatif prêté par Max Ploquin pour écouter le cœur de bébé.

C'est bien après sa naissance, en le voyant sur la table, que l'on s'est souvenu de son existence !

Virginie C.

Témoignage de Yanelle

J'aimerais partager avec vous mon histoire. Ma naissance en tant que mère, le 16 août 2011 à 15 h 53, lorsque Leyla a vu le jour.

Nuit du 14 au 15 août 2011

Premières contractions régulières, mais pas douloureuses. Nous savons avec Cyril que le travail commence et que notre enfant sera bientôt là.

Nous sommes heureux.

Je sens que je suis déjà en contact étroit avec toi bel enfant dans ce passage initiatique qu'est la naissance, la tienne, la mienne en tant que mère et celle de Cyril en tant que père.

Nous nous préparons ensemble, sereinement, joyeusement, comme une offrande à la vie, un sacrement.

Journée du 15 août

Repos.

Je sens que les contractions continuent et sont de plus en plus pressantes de l'intérieur, comme un étau qui se resserre, mais tranquillement…

Vers 23 heures : contractions de plus en plus fortes, toutes les cinq minutes depuis plus de deux heures.

Même si je sais que mon col n'a pas encore commencé sa dilatation, je sens, et Cyril aussi, que c'est le moment de partir à Pithiviers, la maternité que nous avons choisie.

La lune est incroyablement belle ce soir-là !

Dans la voiture, en regardant la lune, j'entends le prénom de Leyla, celui dont j'ai rêvé. Elle me souffle que Leyla est une princesse de la nuit. Je le partage avec Cyril. Nous nous regardons intensément et amoureusement, et nous sourions.

J'ai de plus en plus la certitude que ce sera une fille.

Nuit du 15 au 16 août

Minuit : Arrivée à la maternité.

Tout est très calme dehors et dedans, en moi aussi, je suis heureuse…

Mon col est à 0, mais les contractions sont régulières et déjà assez fortes…

Dans une chambre, lumière tamisée, musique spirituelle, je me relie à cette âme qui va s'incarner.

Je suis tellement centrée ! J'accueille chaque contraction comme un cadeau, je la choisis. Cyril me soutient. Je vois dans ses yeux la confiance qu'il a en moi. Cela me permet de vivre ce travail encore plus sereinement. Il me masse, me dit des mots tendres et forts qui m'accompagnent.

Merci, merci, Cyril, d'être présent! Notre amour me porte et me donne une force incroyable.

Journée du 16 août

Vers 13 heures, mon col est à 6.

Michelle, sage-femme et femme sage, qui nous accompagne, nous propose d'aller vers la salle d'accouchement. La baignoire est disponible. Je me plonge dans l'eau chaude, c'est bon!!! Je sens que bébé arrive et se prépare aussi à vivre Sa naissance.

Puis, dans une contraction, je sens le réflexe de poussée qui est là. Je sors de mon ventre un son grave et je sens que la contraction est différente des autres. Je regarde Cyril et lui dis d'appeler Michelle, que le travail de poussée va commencer.

Je sors de la baignoire, m'essuie, et je sens soudain une émotion intense de joie qui m'envahit. Bébé me dit que ça y est, nous allons bientôt nous rencontrer. J'éclate de rire! Je ris, je ris, je suis enveloppée d'un amour puissant qui m'unit à la vie.

Dès que nous arrivons dans la salle d'accouchement, je perds les eaux… Quelle libération! C'est incroyable cette sensation.

Je sais au fond de moi qu'un autre travail se prépare… Michelle me dit que maintenant les contractions vont être différentes.

J'accueille cette information en attendant avec confiance et curiosité la prochaine contraction…

Puis, je sens qu'elle arrive. Son intensité est crescendo, elle est plus aiguë et me fait contacter une force nouvelle : le réflexe de poussée.

Une force qui sort de mes tripes, de mon corps tout entier, tout en poussant un son grave je m'accroupis et pose un genou à terre tellement c'est puissant. Michelle me regarde dans les yeux, elle est rassurante, sereine, elle me sourit en hochant la tête « eh oui… C'est puissant !... »

Elle me dit que je me débrouille très bien. Cyril est toujours à mes côtés. Il est tellement présent, confiant. Je me relie à l'enfant qui va bientôt naître. J'accueille les contractions de poussée comme une délivrance ; à chaque fois, une pression nécessaire qui pousse un peu plus bébé vers la sortie.

Je me relie à sa lumière, et le remercie d'avoir le courage de vivre cela avec moi. Je me sens entourée d'un amour au-delà de nous quatre. Cela me donne beaucoup de force.

Michelle nous dit que bébé se présente face vers le ciel et que cela serait mieux qu'elle se tourne. Nous pensons alors à toi, Cécile, et à l'haptonomie que nous avons partagée. Merci à toi.

Cyril appelle alors le bébé à se tourner. Il donne la direction avec sa main posée sur mon ventre, moi je l'appelle de l'intérieur.

Instinctivement, je lève mes bras en l'air. Michelle nous invite à faire le derviche balanceur que Max Ploquin nous a fait expérimenter. Merci à toi Max.

Je balance mes bras à droite, à gauche, à droite, à gauche et je fais un tour complet avec pour aider le bébé à remonter un peu dans le bassin et à se tourner. Pas une seule fois je ne doute. Je sais qu'il va se tourner et c'est le cas !

Je commence à fatiguer, accroupie, alors je passe en demi-assise sur la table.

Après une ou deux contractions, Cyril me regarde émerveillé, et me dit « je vois sa tête, Yanelle, il arrive... » Je touche avec mes mains et je sens son petit crâne, je continue à masser mon périnée pour l'assouplir et j'appelle bébé de l'intérieur : « Viens, mon ange, viens ».

Michelle me regarde et me dit que là, maintenant, il faut tout donner et pousser plus fort...

Je n'en peux plus, j'ai l'impression de pousser déjà de toutes mes forces.

Je regarde, alors, dehors par la fenêtre, et je vois le ciel bleu, un petit nuage blanc et un grand sapin vert. Je me relie à eux, et je sens que tous les éléments qui constituent la vie m'accompagnent. Je sens que le réflexe de poussée est encore plus fort, plus profond, plus puissant et je pousse. Mais pas de façon volontaire, c'est cette puissance qui émane de moi qui est reliée à quelque chose de plus grand, d'infini !

Et je sens que la tête de bébé passe à travers mon vagin. C'est une sensation de brûlure qui accompagne ce passage, mais aussi de libération intense, un appel à la Vie.

Bébé a le cordon autour du cou, Michelle reste sereine, Cyril et moi aussi. Elle le coupe et me dit qu'il faut alors encore pousser pour sortir son petit corps.

Je sais que c'est probablement la dernière poussée, je me sens joyeuse profondément ; une joie sereine. Je pousse et sens tout son corps sortir. Je la prends par la base et l'amène sur ma poitrine en peau à peau, et on la couvre. Cyril pleure. Je vois qu'il est tellement touché… Nous nous embrassons de joie de nous rencontrer enfin tous les trois.

Quelques minutes plus tard seulement, nous savons que c'est une fille et qu'elle s'appellera Leyla…

Merci à toi, Leyla, bel enfant de Lumière, de nous avoir fait naître mère et père.

*

* *

Naissance d'Alban, le samedi 19 octobre 2013. Manifeste pour une naissance respectée de tous les êtres humains !

Chaque événement, si petit soit-il, nous amène à naître et à mourir, à nous transformer…

En devenant consciente, cette transformation nous fait grandir vers notre être profond.

Donner naissance à Alban fait partie de ces vécus qui m'ont propulsée vers une autre que celle que je connaissais déjà…

Une autre femme, une autre mère.

Je vous partage ce voyage dont les clichés resteront pour toujours inscrits en moi.

Samedi 19 octobre 2013, 3 heures du matin

Les contractions commencent et sont très fortes dès le début. Je reste allongée, fatiguée. Mais leur intensité m'invite à me lever et à bouger.

De 4 heures à 6 heures, je reste seule.

Seule avec Alban, qui, je sens, commence sa descente vers l'autre lumière, celle de la terre, celle de la lune… Car encore une fois, elle est pleine et elle m'appelle à la suivre dehors.

Éclairée par la lune, dans le silence de la nuit, à la fraîcheur du petit matin, je chante et je danse. Chaque contraction est comme le rythme des vagues avec la marée, elle accompagne Alban dans sa descente. Il va de plus en plus bas dans mon bassin, je le sens, c'est incroyable, oui, c'est aussi d'une grande intensité. Rester consciente et dans la joie de la naissance me fait transcender la « douleur » de chaque contraction.

« D'où leur » nécessité, de nous faire nous surpasser, nous, femmes du monde qui mettons au monde des enfants depuis que l'Homme est Homme.

Ce temps seule, dehors, avec moi-même, avec Alban, avec l'Univers qui me parle, qui me porte, m'est nécessaire. Cette intimité pour me rencontrer et être en osmose avec l'enfant qui va naître.

Vers 6 heures, je réveille Cyril puis vers 7 heures, Michèle, notre merveilleuse sage-femme arrive.

Mon col est déjà à 7, mais Alban a le dos à droite et la tête en arrière… Il faut qu'il se tourne !

Je vais marcher dehors pour me recentrer et ne pas laisser le doute s'installer, je reste avec Alban et choisis de lui faire confiance.

Naturellement, les contractions ralentissent et sont très faibles dans leur intensité. J'en profite pour m'allonger, me reposer. Nous avons tout notre temps et je sens que c'est si bon de respecter le rythme de la nature de cette naissance. C'est un luxe qui devrait être obligatoire pour chaque enfant à naître… Faire confiance, lâcher prise et laisser faire… Mais jusqu'où ?

9 h 30, Francine, notre deuxième merveilleuse sage-femme, arrive.

« Je me suis allongée pour me reposer », « tu as raison, fais comme chez toi, Yanelle », me répond-elle. Nous sourions ensemble, complices, c'est bon d'être à la maison !

Auprès de Michèle et de Francine, je ressens cette union et cette sagesse féminine ancestrale qui fait que les femmes accouchent les femmes depuis des millénaires. Je me sens en confiance, je les connais et elles me connaissent bien aussi. Alors je me laisse porter par leur énergie et cela me permet de m'abandonner totalement.

Les contractions reprennent et Michèle m'annonce qu'Alban a presque fini de se tourner à gauche et que sa tête se fléchissant progressivement s'engage dans le bon axe.

C'est incroyable comme il connaît son chemin de descente ce « petit ».

Je sens que la naissance approche.

Je pleure en ressentant tellement d'Amour qui m'entoure, je suis en osmose avec mon enfant, je lui fais tellement confiance, cela me bouleverse ! Donner naissance est quelque chose de tellement sacré !

La poche des eaux se perce quasiment à la dernière contraction et le réflexe de poussée arrive juste après.

« Allez, maintenant, tu vas le faire naître ce petit, Yanelle ». Cette phrase de Francine me donne une force incroyable.

Instinctivement, je suis à quatre pattes, mes coudes sont appuyés sur les genoux de Cyril qui me donne toute sa force masculine et puissante pour la poussée.

Alban commence sa descente finale, je le sens dans mon corps, il va lentement, j'ai l'impression que c'est lui qui ordonne l'intensité de la poussée, moi, je ne fais que suivre, que l'accompagner au mieux.

« Utilise toute la longueur de la contraction pour pousser, Yanelle » me dit Michèle.

Et là, à cet instant précis, je comprends ce que peuvent être la douceur et la continuité de la poussée qui est paradoxalement d'une puissance incroyable...

Et je sens la tête d'Alban qui me traverse à un rythme régulier et doux puis son corps qui suit quasiment de suite.

« Prends-le Yanelle, prends-le », me dit Francine.

Ça y est, Alban est né.

Je le tiens contre moi, contre ma peau.

Je regarde Cyril, nous sommes émus, notre fils a fini sa descente, il a atterri !

Je me lève, m'allonge sur mon lit, dans l'obscurité, dans l'intimité, je blottis Alban sur ma poitrine et le laisse me découvrir du regard...

« Bienvenu bel Être ».

Puis à son rythme, il commence à chercher le sein et le trouve. Il tète quelques instants et s'endort, apaisé comme après un long voyage, une longue traversée.

Michèle et Francine s'occupent du placenta qui se libère tout naturellement.

Cyril est près de moi, je suis bien.

Je suis tellement heureuse d'avoir pu accueillir mon fils dans le respect de son rythme de naissance et d'avoir choisi cette intimité de notre foyer pour contacter cet instinct profond de donner naissance simplement et naturellement.

Cet instinct qui fait qu'une femme est une femme et qu'elle sait accoucher par nature.

À toutes les femmes, accoucheuses ou non, je voudrais dire, qu'en vous, dans votre plus intime profondeur, vous avez cette lumière de vie, cette force de mettre au monde les enfants de la terre et qu'il nous appartient, ici et maintenant, de choisir quelle humanité nous voulons voir naître demain.

MERCI

Yanelle

CHAPITRE 8

CONCLUSION

D'une césarienne programmée, à un accouchement par voie basse à domicile sans accompagnement médical, il y a tout un monde, me direz-vous. Eh bien, oui ; toute expérience dans la vie est l'occasion d'un enseignement qui nous permet de nous ouvrir à notre propre monde intérieur, et celui-ci est illimité. C'est là toute notre grandeur (à l'image du créateur). Toute cette merveilleuse expérience autour de la naissance nous amène aujourd'hui, John et moi-même, à apporter toute notre lumière dans ce domaine. Nous avons à cœur d'accompagner les futurs parents souhaitant vivre l'arrivée de leur enfant en pleine conscience. Nous avons à cœur de donner à des petites âmes une arrivée plus douce sur cette terre. Des enfants accueillis avec respect et amour développeront tout leur potentiel tout à fait naturellement et auront le pouvoir de changer le monde. Donnons-nous cette possibilité.

Merci encore à Victor et Louis pour toute cette expérience. Nous éduquons nos enfants, mais ce sont eux qui nous élèvent. Victor me disait, encore aujourd'hui, que même adulte, notre devoir est de garder un cœur d'enfant.

Anne Derré

CHAPITRE 5

CHAPITRE 8

CONCLUSION

Eh bien voilà le moment de conclure, quelque deux cents pages et quelques années après avoir commencé à écrire. Et je ne sais pas quoi vous dire. Écrire ce témoignage aura été comme une grossesse et me voilà au moment de l'accouchement, car à la fin de ce chapitre ce livre partira et ne nous appartiendra plus. Comme un enfant, lors de son passage, qui doit apprendre qu'il ne fait plus un avec sa maman, mais qu'ils sont deux, et qui par la suite, aidé de ses parents, doit trouver toute son individualité afin de s'épanouir.

Ce livre ne nous appartient déjà plus, il est à vous, amis lecteurs, vous en ferez ce que bon vous semble. Et vous l'aurez compris, ce n'est pas un livre qui vous donne la méthode pour réussir un accouchement naturel. Non, ce n'est qu'une part de notre chemin de vie, tout comme celui de ces mamans qui ont témoigné dans le chapitre précédent.

Partir d'un accouchement par césarienne programmée pour arriver à un accouchement naturel à la maison nous a demandé du courage, mais surtout beaucoup de volonté. Il ne suffit pas de se dire « je vais le faire ». Non, il faut y travailler au quotidien, d'abord pour trouver des outils qui vous correspondent, et ensuite pour les appliquer. Anne et moi

213

avions fait le choix de vivre, jusqu'au bout, cette expérience. Mais c'était un choix pleinement conscient.

À combien de couples laisse-t-on ce choix ? Dans quelle préparation à la naissance explique-t-on aux futures mamans toutes les possibilités existantes ? Et où explique-t-on aux futurs parents qu'une naissance se prépare bien avant la conception ?

Je ne dis pas que nous détenons « La solution », je dis simplement que l'information manque. Chaque couple devrait savoir qu'entre un accouchement hypermédicalisé, comme nous avons pu le vivre avec Victor, et un accouchement naturel à la maison, comme avec Louis, il existe tout un panel de possibilités. Et chacun devrait pouvoir choisir la façon dont il aimerait vivre ce moment formidable qu'est une naissance. Et, quel que soit ce choix, on ne pourrait que le respecter.

S'il est un message que je voudrais faire passer à travers ce livre, c'est qu'il y a autant de façons de vivre une grossesse et un accouchement qu'il y a de femmes sur cette terre. Et chaque naissance sera différente, mais devrait toujours être un moment magique à vivre.

JOHN DERRÉ

REMERCIEMENTS

Merci à Victor et à Louis, qui chacun selon ce qu'il est m'amènent aux limites de ma conscience.

Merci à toi John, qui m'accompagne depuis ces nombreuses années maintenant et continue de voir en moi une incarnation du divin.

Merci à tous les acteurs de cette naissance naturelle : Philippe, Chantal, Gladys, Max, Sophie, Patrick, Hélène, Gaïanne…

Merci aux mamans qui ont souhaité témoigner dans ce livre.

Merci à moi-même pour la « reliance » que je veille à garder chaque jour avec ma conscience profonde dans le but d'apporter toute ma lumière dans ce monde.

REMERCIEMENTS

Merci à Victor et Louis pour tout ce que vous m'apportez chaque jour.

Merci à Chantal et Gladys pour leurs histoires qui nous ont donné envie de vivre cette aventure.

Merci, grand grand merci à Philippe et Max qui nous ont quittés depuis, mais que je garde au fond de mon cœur pour tout ce que vous m'avez apporté.

Merci à Sophie, Patrick et Hélène de nous avoir accompagnés jusqu'au bout.

Merci à toutes les mamans qui ont accepté de témoigner dans ce livre.

Merci à Arnaud d'être le « copain de moi », et de savoir que je peux compter sur lui.

Merci à mes parents.

Mais surtout merci à Anne au côté de qui je vis et qui continue de tant m'apporter après tout ce temps.

TABLE DES MATIERES